中医适宜技术操作入门丛书

图解

拔罐疗法

◉ 总　主　编　张伯礼

◉ 副总主编　郭　义　王金贵

◉ 主　　编　孟向文

中国健康传媒集团

中国医药科技出版社

内 容 提 要

本着"看得懂、学得会、用得上"的编写原则，本书重点突出拔罐的临床操作技术及相关知识。全书图文并茂，更配以操作视频，用二维码的形式附于正文相应位置，方便实用，真正实现"看得见的操作、听得见的讲解"。适于广大针灸临床工作者、基层医师及中医爱好者参考使用。

图书在版编目（CIP）数据

图解拔罐疗法 / 孟向文主编 . —北京：中国医药科技出版社，2018.1
（中医适宜技术操作入门丛书）
ISBN 978-7-5067-9568-5

Ⅰ . ①图… Ⅱ . ①孟… Ⅲ . ①拔罐疗法－图解 Ⅳ . ① R244.3-64

中国版本图书馆 CIP 数据核字（2017）第 211545 号

本书视频音像电子出版物专用书号：
ISBN 978-7-88728-194-4
9787887281944>

美术编辑 陈君杞
版式设计 也 在

出版 **中国健康传媒集团** 中国医药科技出版社
地址 北京市海淀区文慧园北路甲 22 号
邮编 100082
电话 发行：010-62227427 邮购：010-62236938
网址 www.cmstp.com
规格 710×1000mm $\frac{1}{16}$
印张 14 $\frac{1}{4}$
字数 214 千字
版次 2018 年 1 月第 1 版
印次 2023 年 4 月第 4 次印刷
印刷 北京盛通印刷股份有限公司
经销 全国各地新华书店
书号 ISBN 978-7-5067-9568-5
定价 **39.00 元**

获取新书信息、投稿、
为图书纠错，请扫码
联系我们。

王序

中医药是中国古代科学技术的瑰宝，是打开中华文明宝库的钥匙。一直以来，中医药以独特的理论、独特的技术在护佑中华民族健康中发挥着独特的作用。正如习近平总书记在全国卫生与健康大会上所强调的，中医药学是我国各族人民在长期生产、生活和同疾病做斗争中逐步形成并不断丰富发展的医学科学，是我国具有独特理论和技术方法的体系。

"千淘万漉虽辛苦，吹尽狂沙始见金。"从针刺到艾灸，从贴敷到推拿，从刮痧到拔罐，这些技术经过历史的筛选，成为中医药这个宝库中的珍宝，以其操作便捷、疗效独特、安全可靠受到历代医家的青睐，并深深地融入人民群众的日常生活中。这些独特的技术不仅成为中医药独特的标识基因，更成为人民群众养生保健、疗病祛疾的重要选择。

党的十八大以来，以习近平同志为核心的党中央把中医药提升到国家战略高度、作为建设健康中国的重要内容，提出了一系列振兴发展中医药的新思想、新论断、新要求，谋划和推进了一系列事关中医药发展的重大举措，出台了《中华人民共和国中医药法》，印发了《中医药发展战略规划纲要（2016—2030年）》，建立了国务院中医药工作部际联席会议制度，发表了《中国的中医药》白皮书，推动中医药从认识到实践的全局性、深层次的变化。

刚刚胜利闭幕的党的十九大，作出了"坚持中西医并重，传承发展中医药事业"的重大部署，充分体现了以习近平同志为核心的党中央对中医药工作的高度重视和亲切关怀。这为我们在新时代推进中医药振兴发展提供了遵循、指明了方向。

习近平总书记指出，坚持中西医并重，推动中医药与西医药协调发展、相互补充，是我国卫生与健康事业的显著优势。近年来，我们始终坚持以人民为中心的发展思想，按照深化医改"保基本、强基层、建机制"的要求，在基层建立中医馆、国医堂，大力推广中医适宜技术，提升基层中医药服务能力。截至2016年底，97.5%的社区卫生服务中心、94.3%的乡镇卫生院、83.3%的社区卫生服务站和62.8%的村卫生室能够提供中医药服务。"十三五"以来，我们启动实施了基层中医药服务能力提升工程"十三五"行动计划，把大力推广中医适宜技术作为工作重点，并提出了新的更高的要求。

在世界中医药学会联合会中医适宜技术评价与推广委员会、中国健康传媒集团和天津中医药大学的大力支持下，张伯礼院士、郭义教授组织专家对21种中医适宜技术进行了系统梳理，包括拔罐疗法、推拿罐疗法、皮肤针疗法、火针疗法、刮痧疗法、耳针疗法、电针疗法、水针疗法、微针疗法、皮内针疗法、子午流注针法、刺络放血疗法、穴位贴敷疗法、穴位埋线疗法、艾灸疗法、自我康复推拿、小儿推拿、推拿功法、伤科病推拿、内科病推拿、食养食疗法，从基础理论、技法介绍、临床应用等方面详细加以阐述，编纂成《中医适宜技术操作入门丛书》。该丛书理论性、实用性、指导性都很强，语言通俗，图文并茂，还配有操作视频，适合基层医务工作者和中医爱好者学习使用。

希望这套丛书能够让中医适宜技术"飞入寻常百姓家"，更好地造福人民群众健康，为健康中国建设作出贡献。

国家卫生计生委副主任
国家中医药管理局局长
中华中医药学会会长

2017年10月

张序

2016 年 8 月，全国卫生与健康大会在北京召开。这是新世纪以来，具有里程碑式的卫生工作会议，吹响了建设健康中国的号角。习近平总书记出席会议并发表重要讲话。他强调，没有全民健康，就没有全面小康。要把人民健康放在优先发展的战略地位，以普及健康生活、优化健康服务、完善健康保障、建设健康环境、发展健康产业为重点，加快推进健康中国建设，为用中国式办法解决世界医改难题进行了具体部署。

习近平总书记指出，在推进健康中国建设的过程中，要坚持中国特色卫生与健康发展道路。预防为主，中西医并重，推动中医药和西医药相互补充、协调发展，努力实现中医药健康养生文化的创造性转化、创新性发展。中医药要为健康中国建设贡献重要力量。

中医药学是中华民族在长期生产与生活实践中认识生命、维护健康、战胜疾病的经验总结，是中国特色卫生与健康的战略资源。广大人民群众在数千年的医疗实践中，积累了丰富的防病治病经验与方法，形成了众多有特色的中医实用适宜技术。前几十年，由于以药养医引致过度检查、过度医疗，使这些适宜技术被忽视，甚至丢失。这些技术简便验廉，既可以治病，也可以防病保健；既可以在医院使用，也可以在社区家庭应用，在健康中国的建设中大有可为，特别是对基层医疗单位具有重要的实用价值。

记得20世纪六七十年代有一本书，名为《赤脚医生手册》，这本深紫色塑料皮封面的手册，出版后立刻成为风靡全国的畅销书，赤脚医生几乎人手一册。从常见的感冒发热、腹泻到心脑血管疾病和癌症；从针灸技术操作、中草药到常用西药，无所不有。在长达30年的岁月里，《赤脚医生手册》不仅在经济不发达的缺医少药时代为我们国家培养了大量赤脚医生和基层工作人员，解决了几亿人的医疗问题，立下汗马功劳，这本书也可以说是全民健康指导手册。

编写一套类似《赤脚医生手册》的中医适宜技术丛书是我多年的夙愿。现在在医改深入进程中，恰逢其时。因此，我们组织天津中医药大学有关专家，在世界中医药学会联合会中医适宜技术评价和推广委员会、中国针灸学会刺络与拔罐专业委员会的大力协助下，在中国医药科技出版社的支持策划下，对千百年来医家用之有效、民间传之已久的一些中医适宜技术做了比较系统的整理，并结合医务工作者的长期实践经验，精心选择了21种中医适宜技术，编撰了这套《中医适宜技术操作入门丛书》。

丛书总体编写的原则是：看得懂，学得会，用得上。所选疗法疗效确实，安全性好，针对性强，重视操作，力求实用，配有技术操作图解，清晰明了，图文并茂，并把各技术操作方法及要点拍成视频，扫二维码即可进入学习。本丛书详细介绍了各种技术的操作要领、操作流程、适应证和注意事项，以及这些技术治疗的优势病种，使广大读者可以更直观地学习，可供各级医务工作者及广大中医爱好者选择使用。当然，书中难免会有疏漏和不当之处，敬请批评指正，以利再版修正。

中国工程院院士

天津中医药大学校长　　张伯礼

中国中医科学院院长

2017年7月

前言

中医是中华民族在长期的生产与生活实践中认识生命、维护健康、战胜疾病的宝贵经验总结。广大人民群众在数千年的医疗实践中积累了丰富的防病治病的方法，从而形成了众多中医特有的实用疗法。它们是我国传统医学宝库中的一大瑰宝，也是中医学的重要组成部分。

为了继承和发扬这些中医特有的宝贵经验，普及广大民众的医学保健知识，满足广大民众不断增长的自我保健需求，中国医药科技出版社和世界中医药学会联合会组织有关专家，根据中医药理论，对千百年来民间传之已久、医家用之于民、经实践反复验证而使用至今的一些中医实用技术做了系统整理，并结合医务工作者们的长期实践经验，精心选择了 21 种中医实用疗法，编撰了这套《中医适宜技术操作入门丛书》。

本丛书所选疗法疗效确实，针对性强，有较高的实用价值。本着"看得懂，学得会，用得上"的原则，我们在编写过程中重视实用和操作，文中配有操作技术的图解，语言表达生动具体、清晰明了，力求做到图文并茂，并把各技术操作方法及要点拍成视频，主要阐述它们的技术要领、规程、适应证和注意事项，使广大读者可以更直观更简便地学习各种技术的具体操作流程。这些适宜技术不但能够保健治病，在关键时刻还可以救急保命，具有疗效显著、取材方便、经济实用、操作简便、不良反应少等特点，非常适合基层医疗机构推广普及，有的疗法老百姓也可以在医生的指导下用来自我治病和保健。

　　本丛书在编写过程中得到了世界中医药学会联合会和中国医药科技出版社的大力支持，中医界众多同道也提出了许多有建设性的建议和指导，由于条件有限，未能一一列出，在此我们深表谢意。由于编者水平有限，书中难免会有疏漏和不当之处，敬请批评指正。

丛书编委会

2017 年 7 月

编写说明

拔罐疗法又名"火罐法""吸筒疗法"，古称"角法"，是以罐为工具，利用燃火、抽气等方法排除罐内空气，造成负压，使之吸附于腧穴或应拔部位的体表，使局部皮肤充血、瘀血，以达到防治疾病目的的方法。

拔罐疗法在中国经历了数千年的发展与积淀，具有系统的理论体系、丰富的实践经验及显著的临床疗效，是中医学的重要组成部分，它通过通经活络、行气活血、祛风散寒、消肿止痛等作用达到健身祛病疗疾的目的。拔罐疗法在医疗保健、养生等方面应用广泛，系统介绍简便、有效的拔罐方法，符合广大人民群众的需求。

本书理论与实用并重，不仅介绍了拔罐疗法的一些基本理论、基础知识和基本操作技能，更详细介绍了拔罐疗法在内、外、妇、儿、皮肤、五官科常见病及多发病中的应用，图文并茂，还配有操作视频，使读者真正实现"看得见操作，听得见讲解"。

由于编写时间仓促，内容涉及面广，难免有疏漏之处，希望读者在使用过程中提出宝贵意见，以便日臻完善。

编　者

2017 年 6 月

目录
CONTENTS

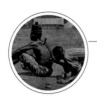

001~009

基础篇

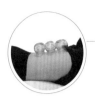

图解
拔罐疗法

TUJIE
BAGUAN
LIAOFA

011~029

技法篇

技法篇

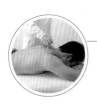

031~208

临床篇

临床篇

临床篇

拔罐疗法

又名"火罐气""吸筒疗法"，古称"角法"，是以罐为工具，利用燃火、抽气等方法排除罐内空气，造成负压，使之吸附于腧穴或应拔部位的体表，使局部皮肤充血、瘀血，以达到防治疾病目的的方法。在马王堆汉墓出土的帛书《五十二病方》中就已有记载，历代中医文献中亦多论述。拔罐疗法作为中医学传统治疗方法之一，是中医学的重要组成部分，在中国经历了数千年的发展与积淀，内涵邃，具有系统的理论体系、丰富的实践经验及显著的临床疗效。它通通经活络、行气活血、祛风散寒、消肿止痛等作用达到健身祛病疗疾的目的。起初主要在外科治疗疮疡时，用来吸血排脓；随着医疗实践的不断深化，不仅火罐的质料和拔罐的方法已有改进和发展，而且治疗的范围也逐渐扩大，内外妇儿科都有其适应症，并且经常和针刺、艾灸、推拿等配合使用。拔罐疗法不仅操作简便，疗效确切，而且经济实用又比较安全，十分适宜应用到老百姓日常的防病保健中。在崇尚自然健康的今天，拔罐疗法日益为大众所推崇，甚至其影响已扩展至国外的许多国家。

基础篇

关键词

○ 拔罐疗法
○ 发展历史
○ 中医理论基础
○ 现代医学理论
○ 防病
○ 诊病
○ 治病

历史

第一节　在我国的发展历史

　　拔罐疗法，古称"角法"。在我国历史悠久，源远流长。在先秦时期，人们就利用牲畜的角（如牛角、羊角等）磨成有孔的筒状，刺激痈疽后，以角吸出脓血，这便是最早的拔罐疗法。其最早的文字记载见于我国现存最古的医方书《五十二病方》中，如在治疗痔疮时"……以小角角之……吹而张角，系以小绳，剖以刀……"中国中医研究院医史文献研究所收藏有汉代陶制火罐，说明汉代已应用火罐治病。至晋唐时期，葛洪《肘后备急方》中，亦有以制成罐状的兽角拔脓血治疗疮疡的记载。唐代又有用"竹罐"治疗疾病的记载，拔罐疗法工具有了突破性的改进。如王焘在《外台秘要》中进一步阐述了拔罐疗法的应用："取三指大青竹筒，长寸许，一头留节，无节头削令薄似剑，煮此筒子数沸，及热，出筒笼，墨点处按之，良久，以刀弹破所角处，又煮筒子，重角之，当出黄白赤水，次有脓出……数数如此角之，令恶物出尽，乃即除，当目明身轻也。"这是用竹罐水煮排气法拔罐治病的记载。宋金元时期，《苏沈良方》记载了用火筒法治疗久咳的方法，表明宋代拔罐疗法的适应证已扩大到内科疾病。明代，拔罐疗法已成为中医外科重要的外治法之一，《济急仙方》《外科正宗》等书均有拔罐疗法的记载，在吸拔方法上，较之前代又有所改进。用得较多的是将竹罐直接在多味中药煎熬后的汁液中，煮沸直接吸拔。所以，竹罐又被称之为药筒。清代，拔罐疗法在各方面均有了进一步发展。首先是拔罐疗法工具的又一次革新。出现了陶土烧制成的陶罐，并正式提出沿用至今的"火罐"一词。清·赵学敏《本草纲目拾遗》中对火罐的出处、形状、治疗的适应证、制作方法及优点等均做了详细介绍。如："火罐，江右及闽中者皆有之，系窑户烧售。小如大人指，两头微狭，使促口以受火气。凡患一切风寒，皆用此罐。以小纸烧见焰，投入罐中，即将罐合于患处……用治风寒、头疼及眩晕、风痹、腹痛等病症，皆效。"同时，一改以往以病灶区作为拔罐疗法部位的惯例，采用吸拔穴位来提高治疗效果。《医宗金鉴·外科心法要诀》专门载有先用针刺，继用中草药（羌活、白芷、蕲艾等）煮罐后拔之治疗痈疽阴证的针药筒疗法及对预后的预测。《理瀹骈文》一书中可以看到用拔罐法治疗黄疸和风疾的记载。由此说明拔罐疗法在清代已相当普及。

民国时期，受到历史原因的影响，拔罐疗法流落于民间，其发展亦趋于停滞。

新中国成立后，遵循毛主席"中国医药学是一个伟大的宝库，应当努力发掘，加以提高"的指示，拔罐疗法亦不断改进与提高。拔罐疗法的罐具种类已由古代的兽角、竹罐、陶罐，发展为金属罐、玻璃罐、塑料罐、橡胶罐，乃至磁疗罐、红外线罐、激光罐等现代装置；罐型从几个型号发展到小至1cm，大到全身罐；排气方法从燃火排气、水煮排气，发展到抽气筒排气、挤压排气及电动抽气等等；操作方式由单纯的拔罐，发展为走罐、闪罐、按摩拔罐；从单一拔罐法发展到与其他疗法配合应用；在临床应用方面，也由单纯地吸脓排血，发展为治疗包括内、外、妇、儿、骨伤、皮肤、五官等科的上百种疾病，成为临床治疗中常用的一种方法。

第二节　在其他国家的发展

在非洲、欧洲也有用牛角治病的记载，具体方法是把牛角尖锉掉一部分，露出一个小孔，治疗时把牛角根部放置在要吸拔的部位上，用嘴吸角尖，使牛角内产生负压，再快速将小孔堵上，使牛角吸附在身体上，这与中医拔罐十分类似（图1-2-1）。

在几乎与中国《黄帝内经》同时期的西方医学经典《希波克拉底

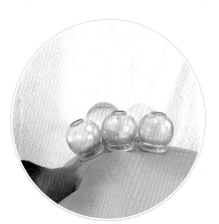

图 1-2-1　中医拔罐

文集》中，就有对拔罐的具体应用，从形式上分为两种：一种是湿罐（wet cupping），在要吸拔的部位上用刀刺破皮肤，再拔罐，与中医的刺络放血疗法相同；另一种是干罐（dry cupping），不刺破皮肤，直接拔罐，所造成的皮肤青紫即是皮下出血的罐斑。

希波克拉底之后，奥古斯都统治时期非常流行用水蛭放血的方法。在整个罗马帝国后期，放血和拔罐疗法极为盛行。中世纪的阿拉伯医生们也很推崇放血和拔罐疗法，后来又传播到了意大利，到了文艺复兴时期，这种疗法最终传遍了整个欧洲。在意大利，拔罐常常用于治疗痛风和多种关节炎。公元1823年英国伦敦著名的拔罐师Samuel在其著作《论实践拔罐》中写道："拔罐是一种艺术。每个有机会接触拔罐并亲身体验的人都能够观察到它的治愈力从而真正欣赏它的价值。"

现在临床普遍使用的拔罐器是玻璃材质，由于玻璃透明，可以随时观察吸拔处皮肤的变化，这一优势是其他罐具所不具备的。可令人意想不到的是，欧洲是最早使用玻璃罐拔罐的。19世纪初，各种各样制作精巧的改良玻璃罐应运而生，有些玻璃罐甚至带有注射器作为产生负压的泵，同时内部还嵌有手术刀片，这些装置避免了拔罐过程中火的使用。

到19世纪中期，随着西方医学由传统的技术向科学发展演变，最先受到冲击的就是传统疗法，静脉切开放血术终止使用，放血拔罐疗法也中断了。然而，直接拔罐疗法作为对抗肺炎和各类风湿症状的一种手段，在20世纪的前50年中仍然被继续采用，不过，施术者通常为理发师和按摩师。

进入21世纪，随着人们对传统绿色疗法的青睐，拔罐疗法又一次在欧洲回归并掀起热潮。2011年德国弗莱堡大学医院为考察拔罐的重现性，进行了影响负压因素的试验研究，试验表明拔罐比较易学，若将操作方法准确描述，拔罐具有重现性。2011年德国杜伊斯堡艾森大学采用一种脉动负压拔罐装置对50例慢性颈痛患者进行了随机对照试验，其可以将拔罐和按摩的效果集于一体，试验表明拔罐疗法是安全有效的缓解疼痛的疗法，提高了慢性颈痛患者的生活质量。2012年德国柏林夏里特大学医学中心采用脉动拔罐装置对40例膝关节炎患者进行了随机对照预试验，试验表明采用该装置能够减轻膝关节炎患者的症状。

如今，拔罐疗法有了更广泛的应用。在2016年的奥运会游泳比赛期间，美国游泳名将菲尔普斯的身上出现了神秘的"中国罐印"。由此，拔罐疗法引起外国媒体的巨大兴趣。英国《卫报》引用一家俄罗斯电视台在谈到菲尔普斯拔火罐时的话："跟随着好莱坞明星们的趋势，这一方法也被运动员们采用。根据他们的说法，这种理疗方式能够促进血液循环和整个身体的健康状况，肌肉能够更快地得到恢复。"来自路透社的记者认为，拔罐疗法能够清除毒素，促进血液流动，缓解酸痛，甚至还能治疗失眠。

随着时代的进步，相信未来拔罐疗法会在全世界发展得越来越好。

基础

第一节　中医理论基础

　　中医学认为，拔罐疗法通过温热刺激及负压吸引作用，刺激体表穴位及经筋皮部，进而发挥疏通经络、调和营卫的作用。又因局部穴位及经络内连于五脏六腑，故拔罐疗法又能治疗各种脏腑疾病。拔罐疗法可以通过特定穴位的选择调节人体阴阳，又能通过拔罐疗法后的颜色变化推断疾病的性质、部位及与脏腑的关系。

一、平衡阴阳，扶正祛邪

　　在正常情况下，各种组织、脏器的功能活动，都保持着有机的协调，即阴阳处于相对平衡状态。如果这一状态因某种因素而遭到破坏，阴阳就会失去相对平衡，而发生种种症候。拔罐疗法具有一定的调整脏腑功能的功用，从而扶正祛邪，在背部拔罐可通过调节背俞穴，提高脏腑功能，使人体达到阴阳平衡。

二、疏经活络，宣通气血

　　经络是运行营卫气血的通路，当人体发生疾病时，邪正相搏，阴阳失调，经络之气亦随之逆乱，而营卫气血运行受阻，则发生痿痹等病症。拔罐疗法通过对相应的经络腧穴负压吸引，激发经络之气，鼓动经脉气血，使气血复其流行，则经脉既通，通则不痛，其病自除。

三、调和气血，活血化瘀

气血调和，人体就处于阴平阳秘的状态，经络能够调和气血，使血活气通，故而瘀血化散，壅塞凝滞得以消除。拔罐疗法作用于肌表，通达于肌里，由浅入深，由表及里，能起到调和气血、活血化瘀、疏通经络的作用。

四、消肿止痛，除湿逐寒

拔罐疗法利用罐内的吸引能力，能吸出肌肉、血脉中的风寒。在患处施行此法，更有温通经络、祛风散寒、祛湿除邪、温通血脉、活血散瘀、舒筋止痛的功效。

五、吸出毒血，托毒排脓

拔罐疗法最早即是用于外科。由于罐内负压作用，可用于毒气郁结、恶血瘀滞之症。在未成脓时，拔罐疗法可使毒血吸出；气血疏通，瘀阻消散或已化脓时，则可托毒排脓，症状迅速减轻。

六、协助诊断，判别阴阳

通过观察拔罐疗法后体表的变化可以推断疾病的性质、部位及与脏腑的关系。如：罐印发紫伴有斑块者，一般提示局部寒凝血瘀。罐斑呈散在性的紫点，深浅不一，一般提示为气滞血瘀之症。罐印紫黑而暗，一般提示体有血瘀。如罐印迹数天不退，通常表示病程已久，需要较长的时间调理。

第二节 西医学基础

近年来，国内外学者对拔罐疗法的治病原理，做了大量的临床观察，并借助现代技术手段进行了许多实验研究。其作用机制可归纳为以下几方面。

一、机械作用

拔罐疗法是一种刺激疗法。拔罐产生的机械刺激，使局部组织高度充血，促进新陈代谢。给机体造成良性刺激，有助于人体功能的恢复。

二、温热作用

拔罐的温热刺激，能促使局部血管扩张，血液循环加快，新陈代谢增强，加速排除体内的废物、毒素，从而改善局部组织的营养状态，促进疾病痊愈。

三、调节作用

拔罐疗法对神经系统产生调节作用。通过调节神经系统兴奋与抑制的平衡，增强大脑皮质与身体各部分的协调，使组织代谢旺盛，吞噬作用增强而疾病渐愈。

四、提高免疫功能的作用

火罐的机械性刺激与充血出血等作用，提高白细胞的吞噬能力，增强人体防御免疫功能，具有保健作用。

第三节　作用

一、防病

拔罐预防疾病：在某些穴位拔罐可以增强机体免疫功能，预防疾病。例如老百姓都知道的大椎穴（图2-3-1）。大椎穴位于后正中线上，第7颈椎棘突下凹陷中。

取穴时，略低头，在颈部后正中线

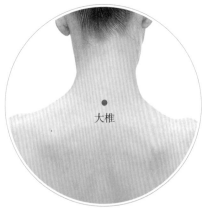

大椎

图 2-3-1　大椎穴

上，最突起处即为第7颈椎棘突（或转动颈部，随之而动的棘突为第7颈椎棘突），其下方凹陷中即为此穴。

拔罐大椎穴具有清热解表的作用，可以用来应对：

1. 外感疾病：对感冒发烧有很好的效果，治疗疟疾，咳嗽，气喘，风疹。

2. 发热：发烧38.5℃以下，退烧效果很好。

3. 颈椎病：缓解肩背疼痛、颈项僵直。

二、诊病

拔罐诊断疾病：不同体质、性别，使用同样的罐具，施拔同样的部位，被拔部位可出现不同的颜色，根据不同的颜色可观色识病。如拔罐后肤色深红者为外热，黑红者为瘀血、冠心病、高血脂症患者多见，青紫色为里寒，色淡黄红色为风湿痹证。有时被拔部位常有水疱出现，水疱淡白色为寒湿重，色黄为湿热盛，淡红色为虚寒证，深红色伴局部发热者为热毒炽盛或阴虚火旺，局部不发热者多为瘀血寒凝、阳虚、气虚证（见图2-3-2、图2-3-3）。

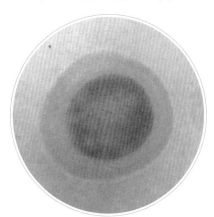 

图 2-3-2 红色罐斑　　　　　图 2-3-3 淡红色罐斑

三、治病

拔罐疗法是传统中医常用的一种治疗疾病的方法，这种疗法可以疏通经络、行气活血、祛湿除寒、泻热解毒、消肿止痛，具有调整人体的阴阳平衡、解除疲劳、增强体质的功能，从而达到扶正祛邪、治愈疾病的目的。所以，许多疾病都可以采用拔罐进行治疗。

拔罐疗法
的罐具大体上分为传统
罐具和新型改良罐具，传统罐
具主要为竹罐、玻璃罐，新型改良
罐具包括塑料罐具、橡皮囊排气罐。
拔罐疗法在施术前需要选择合适的
罐具、舒适的体位并进行消毒，
施术过程相对简单易掌握，
施术后穴位局部常规
消毒。

技法篇

关键词

○ 罐具
○ 体位
○ 消毒
○ 适应证
○ 注意事项
○ 禁忌

第三章

常用罐具

第一节　传统罐具

一、竹罐

用直径 3~5cm 坚固无损的竹子，制成 6~8cm 或 8~10cm 长的竹管，一端留节作底，另一端做罐口，用刀刮去青皮及内膜，制成形如腰鼓的圆筒。用砂纸磨光，使罐口光滑平正（图 3-1-1）。竹罐的优点是取材较容易，经济易制，轻巧价廉，不易摔碎，适于煎煮。缺点是容易燥裂、漏气，吸附力不大。

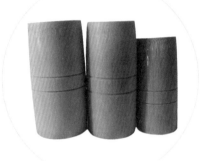

图 3-1-1　竹罐

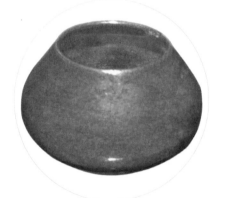

图 3-1-2　陶罐

二、陶罐

用陶土烧制而成，有大有小，罐口光整，肚大而圆，口、底较小，其状如腰鼓（图 3-1-2）。优点是吸附力大，缺点是质地较重，易于摔碎、损坏。

三、玻璃罐

玻璃罐是在陶罐的基础上，改用玻璃加工而成，其形如球状，罐口平滑（图3-1-3），分大、中、小三种型号，也可用广口罐头瓶代替。优点是质地透明，使用时可以观察所拔部位皮肤充血、瘀血程度，便于随时掌握情况。缺点是容易摔碎、损坏。

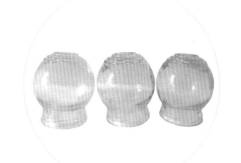

图 3-1-3 玻璃罐

四、代用罐

凡是口小腔大、口部光滑平整、耐热，并能使之产生一定吸拔力，大小适宜的器具均可选用。最常用的是玻璃罐头瓶子，如杯子、小口碗等，要求瓶口光滑、无破损，以免损伤皮肤。优点是取材方便，价廉，缺点是容易摔碎。

第二节 新型罐具

近年来，新型罐具有用透明塑料制成，上面加置活塞，便于抽气。也有特制的橡皮囊排气罐（图3-2-1），其规格大小不同。新型的抽气罐具有使用方便，吸着力强，且较安全，不易破碎等优点（图3-2-2）。

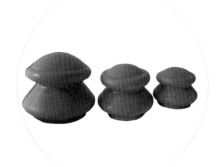

图 3-2-1 橡皮囊排气罐

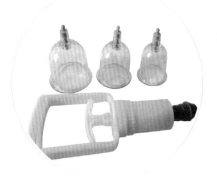

图 3-2-2 抽气罐

第一节 常用罐法及其特点

一、单罐法

适用于病变范围较小的部位和压痛点，需按病变或压痛范围大小，选择适当口径的火罐（图4-1-1）。例如：胃痛，可选中脘穴拔罐；冈上肌肌腱炎，可在肩髃穴拔罐。

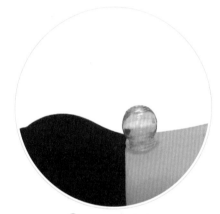

图4-1-1 单罐法

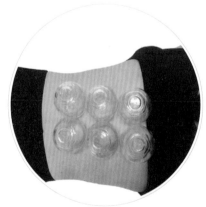

图4-1-2 多罐法

二、多罐法

适用于病变范围较广泛的疾病，可按病变部位的解剖形态等情况，选择拔罐数量。例如：某个肌束的病变时，可按肌束的体表位置排列吸拔多个罐，称为"排罐法"；如腰肌劳损，可在脊柱两侧，背腰部疼痛明显的部位纵横吸拔多个罐（图4-1-2）。

三、闪罐法

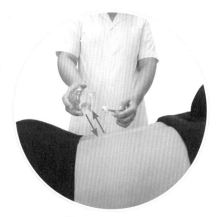

闪罐法（图 4-1-3）即将罐拔住后，立即起下，如此反复多次的拔住、起下，起下、拔住，直至皮肤潮红、充血为度。多用于局部皮肤麻木、疼痛或功能减退等疾患，尤其适用于不宜留罐的患者，及某些特定的部位，如小儿、年轻女性的面部。

图 4-1-3　闪罐法

四、留罐法

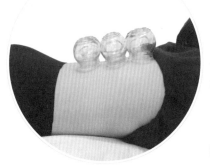

留罐法（图 4-1-4）又称坐罐法，即将罐吸附在体表后，使罐子吸拔留置于施术部位 10~15 分钟，然后将罐起下。此法是常用的一种方法，一般疾病均可应用，而且单罐、多罐皆可应用。

图 4-1-4　留罐法

五、走罐法

走罐法（图 4-1-5）亦称推罐法，即拔罐时先在所拔部位的皮肤或罐口上，涂一层凡士林等润滑剂，再将罐拔住。然后，医者用右手握住罐子，向上、下或左、右需要拔的部位，往返推

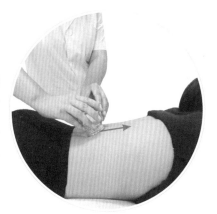

a

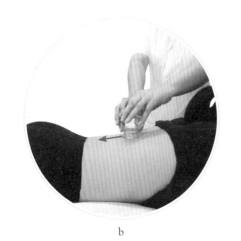

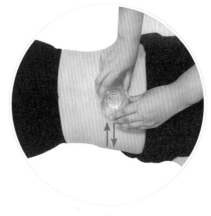

b   c

图 4-1-5 走罐法

动，至所拔部位的皮肤红润、充血时，将罐起下。此法适宜于面积较大、肌肉丰厚部位，如脊背、腰臀、大腿等部位。

六、针罐法

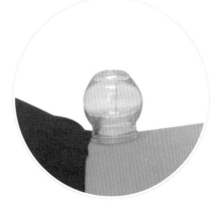

　　留针拔罐法简称针罐法，即在针刺留针时，将罐拔在以针为中心的部位上，约 5~10 分钟，待皮肤红润、充血时，将罐起下，然后将针起出（图 4-1-6）。此法能起到针罐配合的作用。

图 4-1-6 针罐法

七、刺络拔罐法

　　刺络拔罐法（图 4-1-7）又称刺血拔罐法，即在应拔部位的皮肤消毒后，用三棱针点刺出血或用皮肤针叩打后，再将火罐吸拔于点刺的部位，使之出血，以加强刺血后治疗的作用。一般刺血后拔罐留置 10~15 分钟，多用于治疗丹毒、扭伤、乳痈等。

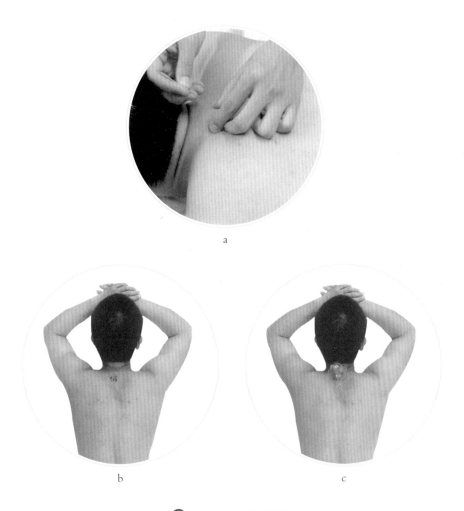

a

b   c

图 4-1-7　刺络拔罐法

八、刮痧罐法

刮痧罐法（图 4-1-8）是将刮痧与拔罐疗法相结合的方法，即在刮痧治疗后，在痧象处进行拔罐以加强治疗作用的方法。

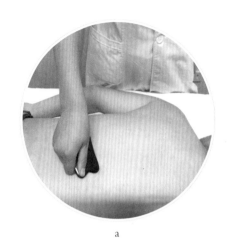
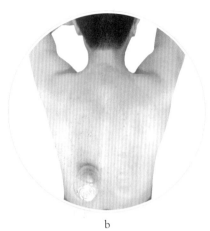

a   b

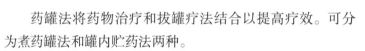 4-1-8   刮痧罐法

九、药罐法

药罐法将药物治疗和拔罐疗法结合以提高疗效。可分为煮药罐法和罐内贮药法两种。

煮药罐是在布袋内装入配制好的药物，扎紧袋口，放入清水煮至适当浓度，再把竹罐放入药液内煮 15 分钟。使用时按水罐法吸拔在治疗部位上，多用于风湿痛等病症。

贮药罐在抽气罐内事先盛贮适量的药液，然后按抽气罐的操作方法拔罐。也可在玻璃罐内盛贮适量的药液，然后按火罐法吸附在皮肤上。

此法常用于风湿病、哮喘、咳嗽、感冒、慢性胃炎、消化不良、牛皮癣等。

第二节　常用操作方法

罐的吸附方法是指排空罐内的空气，使之产生负压而吸附在拔罐部位的方法，常用的有以下几种方法。

一、火吸法

火吸法是利用火在罐内燃烧时产生的热力排出罐内空气，形成负压，使罐吸附在皮肤上的方法，具体有以下几种。

○ 闪火法

闪火法（图4-2-1）是用长纸条或用镊子夹酒精棉球一个，用火将纸条或酒精棉球点燃后，使火在罐内绕 1~3 圈后，将火退出，迅速将罐扣在应拔的部位，即可吸附在皮肤上。此法优点在于罐内无火，比较安全，是最常用的吸拔方法。但需注意切勿将罐口烧热，以免烫伤皮肤。

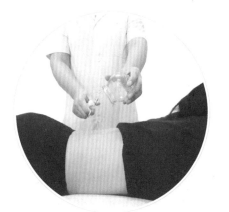 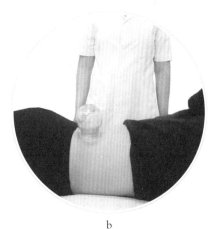

a   b

图 4-2-1　闪火法

○ 投火法

投火法（图4-2-2）是用易燃纸片或棉花，点燃后投入罐内，迅速将罐扣在应拔的部位，即可吸附在皮肤上。此法由于罐内有燃烧物质，容易落下烫伤皮肤，故适宜于侧面横拔。

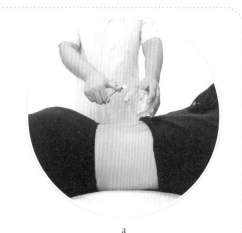

a

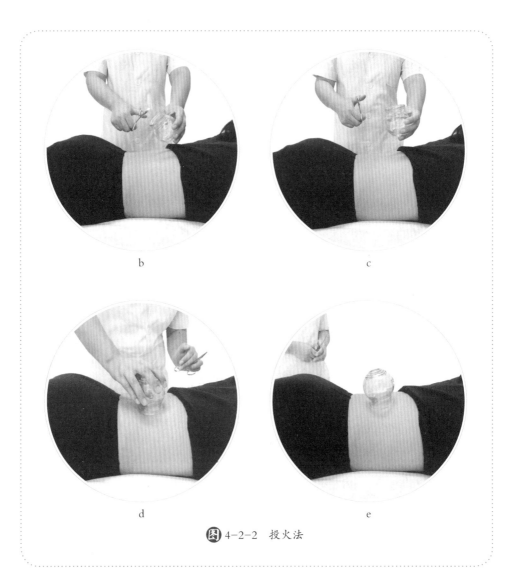

b

c

d

e

图 4-2-2 投火法

贴棉法

贴棉法（图4-2-3）是用大小适宜的酒精棉花一块，贴在罐内壁的下1/3处，用火将酒精棉花点燃后，迅速扣在应拔的部位。此法需注意棉花浸酒精不宜过多，否则燃烧的酒精滴下时，容易烫伤皮肤。以上拔罐法，除闪火外，罐内均有火，故均应注意勿灼伤皮肤。

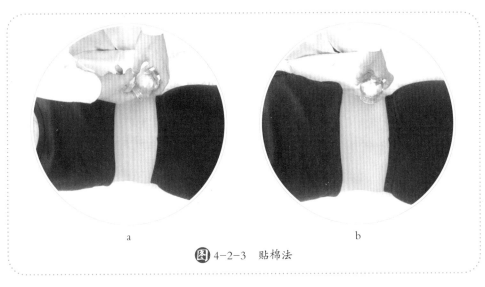

a

图 4-2-3　贴棉法

二、抽气吸法

抽气吸法（图4-2-4）为先将抽气罐的瓶底紧扣在穴位上，用注射器或抽气筒通过橡皮塞抽出罐内空气，使其产生负压，即能吸住。

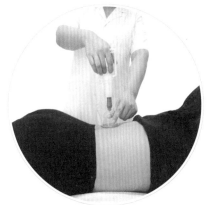

a

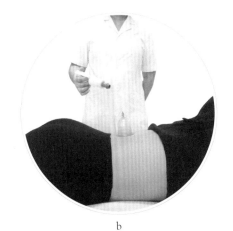

b

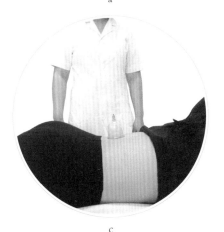

c

图 4-2-4　抽气吸法

第三节　施术方法

一、术前准备

在拔火罐前，应该先将罐洗净擦干，再让病人舒适地躺好或坐好，露出要拔罐的部位，然后点火入罐。

拔罐前做好准备：

（1）仔细检查病人，以确定是否为适宜病症，有无禁忌。根据病情，确定治疗方案。

（2）检查应用的药品、器材是否齐备，然后一一擦净，按次序排置好。

（3）对患者说明施术过程，解除其恐惧心理，增强其治疗信心。

二、器具准备

选罐：根据部位的面积大小，患者体质强弱，以及病情轻重而选用大小适宜的火罐或竹罐及其他罐具等。

温罐：冬季或深秋、初春、天气寒冷，拔罐前为避免患者有寒冷感，可预先将罐放在火上燎烤。温罐时要注意只烤烘底部，不可烤其口部，以防过热造成烫伤。温罐时间，以罐子不凉和皮肤温度相等，或稍高于体温为宜。

三、患者体位

拔罐时的体位和治疗效果密切相关，在拔罐时，应根据拔罐部位选择适宜的体位。其原则是：能充分暴露治疗部位；使患者舒适持久；方便术者操作。

仰卧位

患者自然平躺于床上，双上肢放于体侧，下肢自然分开，膝下可垫以软枕（图 4-3-1）。此体位适用于头面、胸腹、上肢内侧、下肢前面、内外侧部的拔罐治疗。

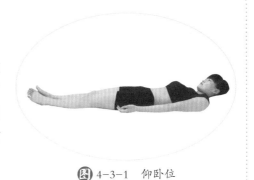

图 4-3-1 仰卧位

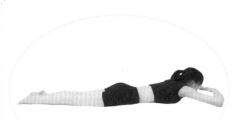

图 4-3-2 俯卧位

俯卧位

患者自然俯卧床上，胸前可垫于软枕，踝关节也可垫软枕（图 4-3-2）。适用于项背腰臀及双下肢后侧的拔罐治疗。

侧卧位

患者自然侧卧于床，双下肢屈曲，上面的前臂下可垫着软枕（图 4-3-3）。适用于肩、胁肋、膝以及上下肢外侧的拔罐治疗。

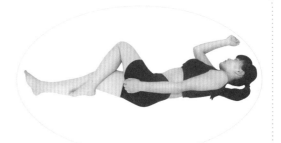

图 4-3-3 侧卧位

仰靠座位

即仰面靠坐于手椅上的座位（图4-3-4）。适用于前头、面颊、上胸、肩臂、腿膝、足踝等部位的拔罐治疗。

俯伏坐位

即头部俯伏于椅背上的坐位（图4-3-5）。适用于头顶、后头、项背等部位的拔罐治疗。

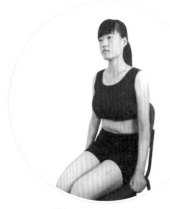

图 4-3-4　仰靠坐位

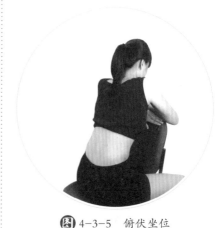

图 4-3-5　俯伏坐位

四、清理消毒

擦洗消毒：在选好的治疗部位上，先用毛巾浸开水洗净患部，再以干纱布擦干，为防止发生烫伤，一般不用酒精或碘酒消毒。如因治疗需要，必须在有毛发的地方或毛发附近拔罐时，为防止引火烧伤皮肤或造成感染，应行剃毛。

五、具体施术

施术：首先将选好的部位显露出来，术者靠近患者身边，顺手（或左或右手）执罐按不同方法扣上。一般有两种排序：

密排法

罐与罐之间的距离不超过 1 寸。用于身体强壮且有疼痛症状者。有镇静、止痛消炎之功，又称"刺激法"。

○ 疏排法

罐与罐之间的距离相隔1~2寸。用于身体衰弱、肢体麻木、酸软无力者。又称"弱刺激法"。

点火时一般用一只手持罐，另一只手拿已点着火的探子，操作要迅速，将着火的探子在罐中晃上几晃后撤出，将罐迅速放在要治疗的部位；火还在燃烧时就要将罐口捂紧在患处，不能等火熄，否则太松，不利于吸出湿气，要有罐口紧紧吸在身上的感觉才好。注意不要把罐口边缘烧热以防烫伤。

六、留罐时间

留罐时间可根据年龄、病情、体质等情况而定。一般留罐时间为5~20分钟，若肌肤反应明显、皮肤薄弱，或为年老人或儿童，则留罐时间不宜过长。

七、拔罐护理

火罐拔上后，应不断询问患者有何感觉（假如用玻璃罐，还要观察罐内皮肤反应情况），如果罐吸力过大，产生疼痛即应放入少量空气。方法是用左手拿住罐体稍倾斜，以右手指按压对侧的皮肤，使之形成一微小的空隙，使空气徐徐进入，到一定程度时停止放气，重新扣好。拔罐后病人如感到吸着无力，可起下来再拔一次。

八、起罐方法

起罐（图4-3-6）时，一般先用一手夹住火罐，另一手拇指或食指从罐口旁边按压一下，使气体进入罐内，即可将罐取下。若罐吸附过强时，切不可用力猛拔，以免擦伤皮肤。

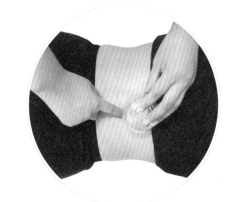

图 4-3-6 起罐

九、拔罐疗程

治疗的间隔时间，按局部皮肤颜色和病情变化决定。同一部位拔罐一般隔日一次。急性病治愈为止，一般慢性病以 7~10 次为一疗程。两个疗程之间应间隔 3~5 天（或等罐斑痕迹消失）。

第四节　常见反应及异常情况处理

一、常见反应

拔罐后皮肤在真空负压下的作用下都会有一定程度的皮肤隆起和充血、瘀血发生。如果皮肤充血、瘀血的颜色较鲜红，皮肤隆起的程度不明显，则为实证、热证；如果皮肤充血、瘀血的颜色较暗红发紫，皮肤隆起的程度较明显，则为虚证、寒证。

对瘀血性质的辨别，主要根据出血块的色泽、水分的多少进行辨别，如颜色鲜红，不易结块，表示病情较轻；颜色黑紫，块大黏腻，则表示瘀滞较重。水分多则表示湿重，若为黄水则为湿热，若为清水则为寒湿。

二、异常情况和处理方法

○ 晕厥

拔罐当中，有极少数患者发生休克和晕厥。当患者出现头晕眼花，烦躁呕吐，面色苍白，四肢厥冷，冷汗淋漓，呼吸急促，脉搏频数、细小等症状，应立即将罐取下，使患者平卧床上，喝些温开水。稍重者可指压或针刺十宣、人中，即可恢复常态。然后继续平卧床上休息 15 分钟以上才能离开治疗室。

皮肤水疱

拔罐后起水疱是比较正常的现象，有的因拔罐时间过长、吸力过大而出现；有些情况是与病情有关，例如有些过敏性哮喘、心下痞硬，拔膻中、巨阙穴 10 分钟即起水疱；有的患者因酒后困乏、胃痛，拔罐 5 分钟后即起水疱。

若在拔罐后不慎起水疱，不要惊慌，数量少的小水疱不需要处理，一般直径在 1cm 内散发的（每个罐内少于 3 个），可不用处理，几天内机体会自行吸收。若局部出现较大的水疱，直径超过 1cm，每个罐内多于 3 个或伴有糖尿病及机体免疫功能底下者，应及时到医院处理。以无菌注射针头刺破水疱下缘，抽出渗出液，涂以龙甲紫或碘酒等消毒剂。必要时覆盖无菌纱布，防止感染。

第五章 注意事项及禁忌证

第一节　注意事项

1. 拔罐前应充分暴露应拔部位，有毛发者宜剃去，操作部位应注意防止感染。

2. 选好体位，嘱患者体位应舒适，局部宜舒展、松弛，拔罐过程中勿变换体位，以防罐具脱落。

3. 老年、儿童、体质虚弱及初次接受拔罐者，拔罐数量宜少，留罐时间宜短。妊娠妇女及婴幼儿慎用拔罐疗法。

4. 若留针拔罐，选择罐具宜大，毫针针柄宜短，以免吸拔时罐具碰触针柄而造成损伤。

5. 使用电罐、磁罐时，应注意询问病人是否带有心脏起搏器等金属物体，有佩戴者禁用本法治疗。

6. 起罐操作时不可硬拉或旋转罐具，否则会引起疼痛，甚至损伤皮肤。

7. 拔罐手法要熟练，动作要轻、快、稳、准。用于燃火的乙醇棉球，不可吸含乙醇过多，以免拔罐时滴落到患者皮肤上面而造成烧烫伤。若不慎出现烧烫伤，按外科烧烫伤常规处理。

8. 燃火伸入罐内的位置，以罐口与罐底的外 1/3 与内 2/3 交界处为宜。

9. 拔罐过程中如果出现拔罐局部疼痛，处理方法有减压放气、立即起罐等。

10. 拔罐过程中若出现头晕、胸闷、恶心欲呕、肢体发软、冷汗淋漓，甚至瞬间意识丧失等晕罐现象，处理方法是立即起罐，使患者呈头低脚高卧位，必要时可饮用温开水或温糖水，或掐水沟穴等。密切注意血压、心率变化，严重时按晕厥处理，及时就医。

第二节　禁忌证

1. 急性严重疾病、接触性传染病、严重心脏病、心力衰竭。

2. 皮肤高度过敏、传染性皮肤病，以及皮肤肿瘤（肿块）部、皮肤溃烂部。

3. 血小板减少性紫癜、白血病及血友病等出血性疾病。

4. 心尖区体表大动脉搏动处及静脉曲张处。

5. 精神分裂症、抽搐、高度神经质及不合作者。

6. 急性外伤性骨折、中度和重度水肿部位。

7. 瘰疬、疝气处及活动性肺结核。

8. 眼、耳、口、鼻等五官孔窍部。

拔罐疗法

刺激表浅，古人认为"百病所起，皆趋于荣卫，然后淫于皮肉筋脉，是以刺法中但举荣卫"，又因其操作简便、安全无痛苦而被广泛应用。本章将对拔罐疗法所涉及的内科、外科、妇科、儿科、五官科、皮肤科等病症进行详细阐述。

临床篇

关键词

○ 病证
○ 处方
○ 定位
○ 操作

第六章 内科病证

感 冒

概述

俗称伤风，表现为头痛、鼻塞、鼻涕、喷嚏、恶风寒、发热、咳嗽、胸闷、咽喉痛等症状。感冒在我们日常生活中十分常见，全年均可发病，以冬、春季节为多。根据其临床表现不同，有风寒、风热、暑湿之分。若头痛、恶寒重、发热轻、无汗、四肢肌肉酸痛、鼻塞流清涕者，为风寒感冒；若发热重、恶风、头胀痛、咽痛、汗少、口干者，为风热感冒；若头昏重胀痛、身热畏风、心烦、胸闷、口渴不多饮者，为暑湿感冒。

西医学中普通感冒、流行性感冒及其他上呼吸道感染而表现感冒特征者，皆可参照本篇内容进行拔罐治疗。

病因病机

中医学认为感冒主要为感受风邪、时行疫毒，尤在气候突变、寒暖失常、正气虚弱之时易发。风邪或时行疫毒，从皮毛或口鼻侵犯人体，使肺卫失和而发病。若生活起居不慎，寒暖不调或过度疲劳，皆可使肌腠不密，肺卫调节功能失常，卫外不固，遇外邪侵袭而易发病。

治疗

处方

主穴（图 6-1）：大椎、风门、身柱。

大椎：在后正中线上，第 7 颈椎棘突下凹陷中。略低头，颈部后正中线上，最突起处即为第 7 颈椎棘突，或转动颈部，随之而动的棘突为第 7 颈椎棘突，其下方凹陷中即为此穴。

风门：在脊柱区，第 2 胸椎棘突下，后正中线旁开 1.5 寸。即由大椎穴往下推 2 个椎骨即为第 2 胸椎，由此椎棘突下双侧旁开 2 横指（食、中指）处为本穴。

身柱：在脊柱区，第 3 胸椎棘突下凹陷中，后正中线上。即由大椎穴往下推 3 个椎骨为第 3 胸椎，此椎棘突下是本穴。

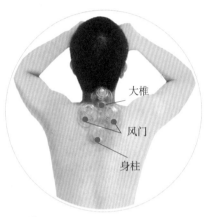

图 6-1　大椎、风门、身柱

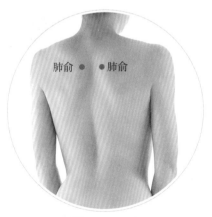

图 6-2　肺俞

配穴（图 6-2、图 6-3）

（1）风寒感冒加肺俞。

（2）风热感冒加曲池。

肺俞：在背部，当第 3 胸椎棘突下，旁开 1.5 寸。即由大椎穴往下推 3 个椎骨为第 3 胸椎，由此椎棘突下双侧旁开 2 横指（食、中指）处是本穴。

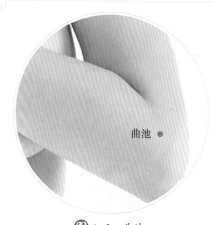

曲池：在肘横纹外侧端，屈肘，当尺泽（在肘区，肘横纹上，肱二头肌腱桡侧缘凹陷中）与肱骨外上髁连线的中点。屈肘成直角时，肘横纹外侧端的凹陷处即为此穴。

图 6-3 曲池

◎ 操作

①走罐法（图6-4）：取俯伏坐位或俯卧位，以背部第 7 颈椎至第 10 胸椎段为中心，向两侧肩胛部依次走罐，来回数次。每日 1 次。

②留罐法：取俯伏坐位或俯卧位，将罐拔于相应穴位，根据所拔罐的负压大小及个人的皮肤情况，留罐 10~15 分钟，上下午各做 1 次。

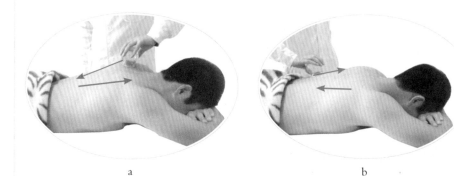

a   b

图 6-4 背部走罐

注意事项

1. 拔罐时要保持室内温度，风寒感冒的人在拔罐期间要注意保暖，起罐后要立即穿好衣服，或覆被助汗。

2. 治疗期间应注意护理，发热时需适当休息。饮食宜清淡。对时感重症及老年、婴幼儿、体虚者，须加强观察，注意病情变化，如高热动风、邪陷心包、合并或继发其他疾病等。

1. 本病在流行季节须积极防治。生活上应慎起居，适寒温，在冬春之际尤当注意防寒保暖，盛夏亦不可贪凉露宿。

2. 注意锻炼，增强体质，以御外邪。

3. 常易患感冒者，可坚持每天按摩迎香穴，并服用调理防治方药。

4. 在流行季节，应尽量少去人口密集的公共场所，防止交叉感染。室内可用食醋熏蒸，每立方米空间用食醋5~10ml，加水1~2倍，加热熏蒸2小时，每日或隔日1次，作为空气消毒，以预防传染。

咳　嗽

概述

咳嗽为肺系疾病的主要证候之一。有声无痰为咳，有痰无声为嗽。痰与声多同时并见，难以截然分开，故以咳嗽并称。临床表现以咳嗽、咳痰或伴有恶寒发热、咽痛、咽痒等为主。中医学将其分为外感咳嗽和内伤咳嗽，外感咳嗽多发病急，病程短，咳声重，内伤咳嗽则发病较缓，病程长，伴有体虚诸症。

西医学中急慢性支气管炎、部分支气管扩张症、慢性咽炎等以咳嗽为主要表现者可参考本节辨证论治。

病因病机

中医学认为外感咳嗽系外感六淫致肺气壅遏不宣；内伤咳嗽或由肺脏自病，肺气虚、肺阴虚致肺不能主气，肃降无权，或因肝、脾、肾等脏腑功能失调，形成痰、火而上干于肺，肺气上逆而成。

治疗

处方

主穴（图6-5、图6-6）：肺俞、大椎、身柱。

肺俞：在背部，当第3胸椎棘突下，旁开1.5寸。即由大椎穴往下推3个椎骨为第3胸椎，由此椎棘突下双侧旁开2横指（食、中指）处是本穴。

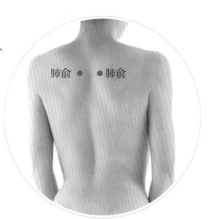

图6-5 肺俞

大椎：在后正中线上，第7颈椎棘突下凹陷中。略低头，颈部后正中线上，最突起处即为第7颈椎棘突，转动颈部，随之而动的棘突为第7颈椎棘突，其下方凹陷中即为此穴。

身柱：在脊柱区，第3胸椎棘突下凹陷中，后正中线上。即由大椎穴往下推3个椎骨为第3胸椎，此椎棘突下是本穴。

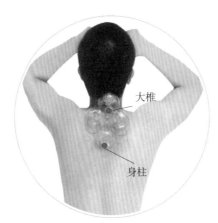

图6-6 大椎、身柱

配穴（图6-7~图6-9）

（1）风寒咳嗽配外关、孔最。

（2）风热咳嗽配曲池。

外关：在前臂背侧，当阳池穴与肘尖连线上，腕背横纹上2寸，尺骨与桡骨之间。立掌，腕背横纹中点直上2横指，前臂两骨头之间处即是本穴。

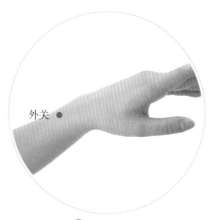

图6-7 外关

孔最：在前臂前区，腕掌侧远端横纹上7寸，尺泽与太渊连线上。先取掌后第1腕横纹及肘横纹之间的中点，由中点向上量1横指（1寸），平该点水平线，摸前臂外侧骨头的内缘（桡骨尺侧），即是本穴。

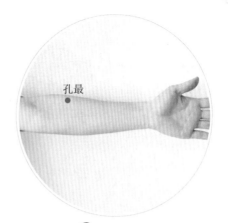

图 6-8 孔最

曲池：在肘横纹外侧端，屈肘，当尺泽（在肘区，肘横纹上，肱二头肌腱桡侧缘凹陷中）与肱骨外上髁连线的中点。屈肘成直角时，肘横纹外侧端的凹陷处即为此穴。

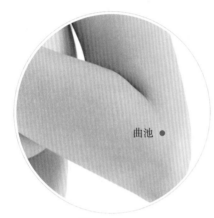

图 6-9 曲池

◎ 操作

①走罐法（图6-10）：肢体背部酸痛者，可取足太阳膀胱经和督脉从第1~12胸椎两侧走罐。每日1次。

②留罐法：以上穴位用闪火法拔罐4~6个，留置15~20分钟，每日1次。

足太阳膀胱经背部走行：在背部，后正中线左右旁开1.5寸、3寸直线上，共4条直线。

督脉背部走行：在背部，当后正中线上。

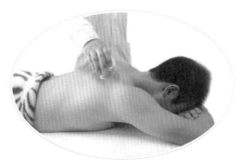

a

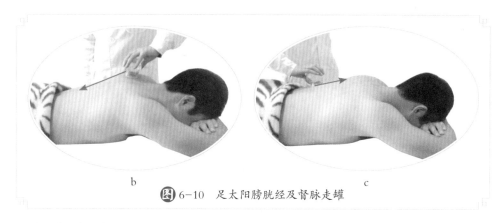

b   c

图 6-10　足太阳膀胱经及督脉走罐

注意事项

　　1.拔罐治疗咳嗽疗效较好，但必须及时治疗，彻底治愈，防止转化成慢性。

　　2.若拔罐疗效不显著，应尽快就医，防止延误病情。

预防调护

　　1.注意气候变化，防寒保暖，饮食不宜甘肥、辛辣及过咸，戒烟戒酒，避免刺激性气体伤肺。

　　2.适当参加体育锻炼，以增强体质，提高抗病能力。

　　3.平素易于感冒者，配合防感冒保健操，按摩面部迎香穴，艾灸足三里穴。

　　4.外感咳嗽，如发热等全身症状明显者，应适当休息。内伤咳嗽多呈慢性反复发作，尤其应当注意起居饮食的调护，可据病情适当选食梨、山药、百合、荸荠、枇杷等。注意劳逸结合，缓解期应坚持"缓则治本"的原则，补虚固本以图根治。

哮　喘

概述

　　哮喘是一种常见的过敏性疾病。具有阵发性呼吸困难的特点。一年四季都能发病。尤以寒冷季节或天气突变时发病较多，哮与喘同是呼吸急促，但临床上症状有所区别。"哮"是呼吸急促，喉中哮鸣有声，"喘"是呼吸困难，甚至张口抬肩，鼻翼扇动，不能平卧。一般哮易兼喘。中医学将其分为实证、虚证两大类：若发病急，呼吸急促，喉间哮鸣声，甚至张口抬肩，不能平卧，为实证；若气急短促，气息声低，动则汗出，喉中哮鸣音，为虚证。

　　西医学的肺炎、支气管哮喘、喘息性支气管炎、嗜酸性粒细胞增多症引起的哮喘、肺气肿、肺源性心脏病、心源性哮喘、肺结核、矽肺病及癔症等发作以呼吸困难为主要表现时，皆可参照本篇内容进行拔罐治疗。本病以罐疗作为辅助疗法，须结合针刺、中药或中西医结合治疗。

病因病机

　　中医学认为本病的发生常因外邪侵袭、饮食不当、病后体虚等原因，使痰浊内生，宿痰内伏于肺，每因外感、饮食、情志、劳倦等诱因而引起，以致痰阻气道，肺失肃降，气道挛急而发病。

治疗

ⓘ 处方

　　主穴（图 6-11、图 6-12）：肺俞、定喘。

　　肺俞：在背部，当第 3 胸椎棘突下，旁开 1.5 寸。即由大椎穴往下推 3 个椎骨为第 3 胸椎，由此椎棘突下双侧旁开 2 横指（食、中指）处是本穴。

肺俞 ● ● 肺俞

图 6-11　肺俞

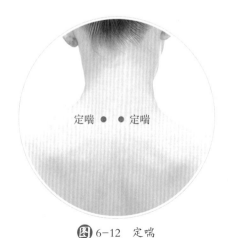

定喘 ● ● 定喘

图 6-12　定喘

　　定喘：在脊柱区，横平第 7 颈椎棘突下，后正中线旁开 0.5 寸。即以大拇指指关节横纹中点压在大椎穴上，其两侧纹头边缘所在处为本穴。

配穴（图6-13~图6-15）

（1）寒邪束肺配风门。

（2）痰热遏肺配丰隆、尺泽。

风门：在脊柱区，第2胸椎棘突下，后正中线旁开1.5寸。即由大椎穴往下推2个椎骨即为第2胸椎，由此椎棘突下双侧旁开2横指（食、中指）处为本穴。

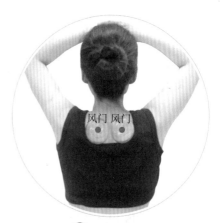

图 6-13 风门

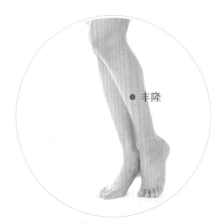

图 6-14 丰隆

丰隆：在小腿前外侧，当外踝尖上8寸，距胫骨前缘2横指。即在小腿前外侧，膝中水平线（前平膝盖下缘，后平腘横纹）与外踝尖连线的中点，距胫骨前缘约2横指（中指）处凹陷中为此穴。

尺泽：在肘区，肘横纹上，肱二头肌腱桡侧缘凹陷中。即肘部微屈，手掌向前上方，触及肘弯里大筋（肱二头肌腱）的桡侧（外侧），与肘横纹的交点，为本穴。

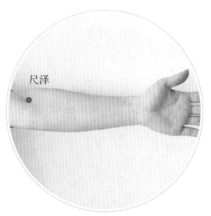

图 6-15 尺泽

○ 操作

①留罐法：以主穴为主，辅以配穴，用闪火法拔罐 4~6 个，留置 15~20 分钟，每日 1 次。

②闪罐法（图 6-16）：咳甚者，取定喘、肺俞各闪罐 20 次。

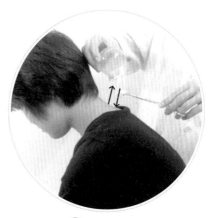

图 6-16　闪罐法

注意事项

1. 取穴时除重点取肺俞等背部穴位外，还应选取一些腰、腹和下肢的穴位，意在引气下行，助肾纳气，故取穴稍多一些，而且往往还配合针刺或挑刺等疗法，刺激强度应大一些。

2. 对于轻度哮喘者，可单独以拔罐疗法治疗，重喘或哮喘持续状态者，必须在医生的指导下配合平喘药物治疗方可奏效。

预防调护

1. 注意保暖，防止感冒，避免因寒冷空气的刺激而诱发。

2. 根据身体情况，做适当的体育锻炼，以逐步增强体质，提高抗病能力。劳逸适当，防止过度疲劳。

3. 饮食宜清淡，忌肥甘油腻，辛辣甘甜，防止生痰生火，避免海膻发物。

4. 避免烟尘异味，保持心情舒畅，避免不良情绪的影响。

5. 平时可在医生的指导下服玉屏风散、肾气丸等药物，以调护正气，提高抗病能力。

眩 晕

概述

眩晕是一种常见的自觉症状，眩是眼花，晕是头晕，二者常时并见，故统称"眩晕"。轻者闭目即止，重者如坐车船，旋转不定，不能站立，或伴恶心呕吐，甚则昏倒等症状。若眩晕耳鸣，头痛胀，易怒，面红目赤，口苦，此为风阳上扰；若头痛如裹，视物旋转，胸闷呕恶，此为痰浊上蒙；若头晕目眩，面色淡白，神疲乏力，心悸少寐，此属气血亏虚；若眩晕久发不已，心烦口干，腰膝酸软，少寐，此属肝肾阴虚。

眩晕是临床常见症状，可见于西医的多种疾病。凡梅尼埃病、高血压病、低血压、脑动脉硬化、椎－基底动脉供血不足、贫血、神经衰弱等，临床表现以眩晕为主症者，皆可参照本篇内容进行拔罐治疗。

病因病机

中医学认为眩晕主要由于情志不遂、饮食不节、体虚年高、跌仆外伤等多方面，或痰浊壅遏、化火上蒙，或肝风内动、上扰头目，或髓海不足、脑失所养，而形成眩晕。

治疗

处方

主穴（图6-17~图6-19）：肝俞、太阳、印堂。

肝俞：在背部，当第9胸椎棘突下，旁开1.5寸。即在背部，与肩胛骨下缘平齐(第7胸椎棘突下)，向下推数2个棘突，为第9胸椎棘突下，旁开2横指（食、中指）处，为此穴。

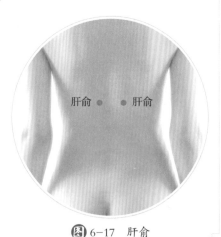

肝俞 ● ● 肝俞

图6-17 肝俞

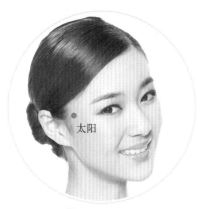

图 6-18 太阳

太阳：正坐或侧伏坐位，在颞部，当眉梢与目外眦之间，向后约1横指的凹陷处。即在头颞部，于眉梢与外眼角之间，外眼角外方，外侧眼眶上凹陷处为此穴。

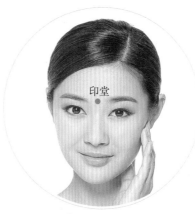

图 6-19 印堂

印堂：在头部，两眉毛内侧端中间的凹陷中。即头部两眉头凹陷（左右攒竹穴）连线的中点为此穴。

配穴（图6-20~图6-25）

（1）肝阳上亢者配太冲、肾俞、三阴交。

（2）气血亏虚者配足三里、气海、膈俞。

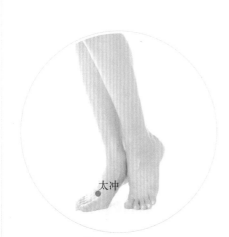

图 6-20 太冲

太冲：在足背侧，第1、2跖骨结合部前方凹陷处。即由1、2脚趾间缝纹头向足背上推，至两骨联合前缘凹陷处为此穴。

肾俞：在背部，当第2腰椎棘突下，旁开1.5寸。即由命门穴旁开双侧各2横指（中、食指）处为本穴。

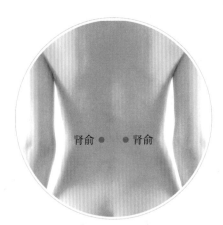

肾俞 ● ● 肾俞

图 6-21 肾俞

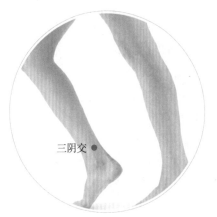

三阴交 ●

图 6-22 三阴交

三阴交：在小腿内侧，当足内踝尖上3寸，胫骨内侧缘后方。即正坐屈膝成直角，在小腿内侧，四指并拢，以小指下缘紧靠内踝尖上，食指上缘所在水平线与胫骨后缘交点处为此穴。

足三里：在小腿前外侧，当犊鼻下3寸，距胫骨前缘1横指处。即由外膝眼向下量4横指，在腓骨与胫骨之间，由胫骨旁量1横指（中指）处。

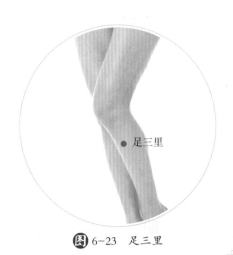

● 足三里

图 6-23 足三里

气海：在下腹部，脐中下 1.5 寸，前正中线上。即肚脐直下 2 横指（食、中指）处是本穴。

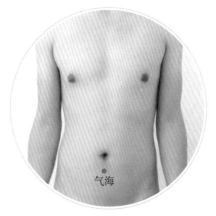

图 6-24 气海

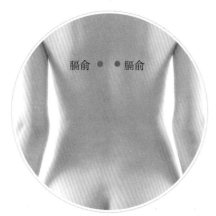

图 6-25 膈俞

膈俞：在背部，当第 7 胸椎棘突下，旁开 1.5 寸。即在背部，与肩胛骨下缘平齐（即第 7 胸椎棘突下），旁开 2 横指（食、中指）处为此穴。

操作

留罐法：闪火法拔罐于上述穴位上，留罐 10~20 分钟。

注意事项

1. 拔罐治疗高血压可取的较好的疗效，尤其对于高血压Ⅰ、Ⅱ期。

2. 如果是继发性高血压，应注意治疗原发疾病。

1. 适当锻炼，增强体质。避免突然、剧烈的体位改变和头颈部运动。

2. 保持情绪稳定，防止七情内伤。

3. 注意劳逸结合，避免体力和脑力的过度劳累。

4. 饮食有节，防止暴饮暴食、过食肥甘醇酒及过咸伤肾之品，尽量戒烟戒酒。

头　痛

（概）（述）

头痛是以头部疼痛为主要表现的病证。可单独出现，也可出现于多种急慢性疾病之中。若头痛而胀，或抽掣而痛，面红耳赤，耳鸣如蝉，心烦口干，此为肝阳上亢；若头痛胀重，胸闷目眩，痰多纳呆，此属痰浊上扰；若头痛反复发作，经久不愈，痛处固定，痛如锥刺，此为瘀阻脑络；若头痛绵绵，午后更甚，面色㿠白，心悸寐少，此为气血亏虚；若头痛眩晕，时轻时重，五心烦热，腰膝酸软，此为肝肾阴虚。

西医学中内科常见的头痛，如血管性头痛、紧张性头痛、三叉神经痛、外伤后头痛、部分颅内疾病、神经官能症及某些感染性疾病、五官科疾病的头痛等，皆可参照本篇内容进行拔罐治疗。

（病）（因）（病）（机）

中医学认为头痛有外感和内伤之别：外感者系六淫之邪外袭，上犯巅顶，邪气稽留，阻抑清阳而成；内伤者，为脏腑功能失调，导致气血逆乱，痰阻经络，或精气亏虚，脑失所养。无论外感或内伤，皆因"不通"：一则经脉阻遏不通，一则精气亏虚，脉络失于舒展，气血运行不畅。

治疗

❀ 处方

主穴（图 6-26 ~ 图 6-28）：印堂、太阳、合谷。

印堂：在头部，两眉毛内侧端中间的凹陷中。即头部两眉头凹陷（左右攒竹穴）连线的中点。

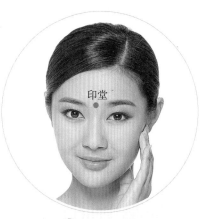

图 6-26　印堂

太阳：正坐或侧伏坐位，在颞部，当眉梢与目外眦之间，向后约 1 横指的凹陷处。即在头颞部，于眉梢与外眼角之间，外眼角外方，外侧眼眶上凹陷处为此穴。

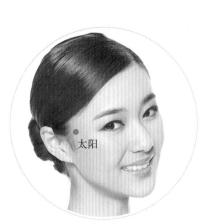

图 6-27　太阳

合谷：在手背，第 1、2 掌骨之间，当第 2 掌骨桡侧的中点处。此穴在手背虎口附近，以一手的拇指第 1 个关节横纹正对另一手的虎口边，拇指屈曲按下，拇指尖所按之处即为此穴。

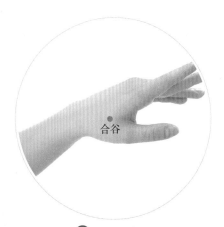

图 6-28　合谷

配穴（图6-29～图6-32）

（1）肝阳上亢者配太冲、肝俞。

（2）痰浊上扰者配丰隆、中脘。

太冲：在足背侧，第1、2跖骨结合部前方凹陷处。即由1、2脚趾间缝纹头向足背上推，至两骨联合前缘凹陷处为此穴。

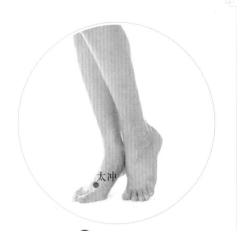

图 6-29　太冲

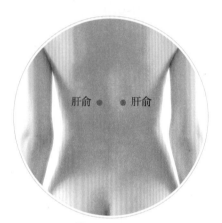

图 6-30　肝俞

肝俞：在背部，当第9胸椎棘突下，旁开1.5寸。即在背部，与肩胛骨下缘平齐（第7胸椎棘突下），向下推数2个棘突，为第9胸椎棘突下，旁开2横指(食、中指)处，为此穴。

丰隆：在小腿前外侧，当外踝尖上8寸，距胫骨前缘2横指。即在小腿前外侧，膝中水平线（前平膝盖下缘，后平腘横纹）与外踝尖连线的中点，距胫骨前缘约2横指（中指）处凹陷中为此穴。

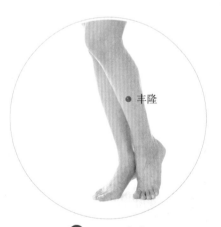

图 6-31　丰隆

中脘：在腹部，脐中上4寸，于前正中线上。即脐中央与胸骨体下缘两点之中央是本穴。

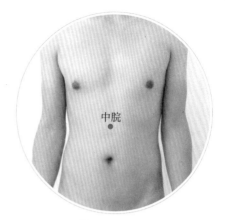

图 6-32　中脘

操作

针罐法：取以上穴位，先针刺得气后，（胸、背部穴位需注意，不可直刺或刺得太深）再拔罐留罐20分钟，每日1次。

注意事项

此病目前尚无特效疗法，拔罐疗法对本病有一定疗效。

预防调护

1. 注意休息，保持环境安静，光线不宜过强。

2. 外感头痛平时应顺应四时变化，寒温适宜，起居定时，参加体育锻炼，以增强体质，抵御外邪侵袭。

3. 内伤所致者，应情绪舒畅，避免精神刺激，注意休息。

4. 肝阳上亢者，禁食肥甘厚腻、辛辣发物，以免生热动风，而加重病情。

5. 肝火头痛者，可用冷毛巾敷头部。

6. 因痰浊所致者，饮食宜清淡，勿进肥甘之品，以免助湿生痰。

7. 精血亏虚者，应加强饮食调理，多食脊髓、牛乳、蜂乳等血肉有情之品。

8. 各类头痛患者均应戒烟戒酒。宜选择合适的头部保健按摩法，以疏通经脉，调畅气血，防治头痛。

面　瘫

概述

面瘫是以口眼歪斜为主要症状的疾病。临床上分为周围性与中枢性两种。前者是因茎乳突孔内急性非化脓性炎症所致，临床可见患侧表情肌瘫痪，额纹消失，不能皱眉，口眼歪斜向健侧等症。后者是由于脑内疾病如脑卒中等所引起，除有口眼歪斜，伸舌不居中，还伴有肢体瘫痪。两者在治法上基本相同，但前者疗效好，后者疗效较差。若面部受凉后面瘫发作，此多属风寒证；若因感冒发热，牙龈肿痛，中耳炎后引起面瘫，此为风热证。若迁延不愈，筋惕肉瞤，面肌萎缩，此为肝肾亏虚，虚风内动。

面瘫相当于西医学中面神经麻痹、面神经炎。本病以罐疗作为辅助疗法，须结合针刺、中药或中西医结合治疗。

病因病机

中医学认为面瘫多由正气不足，脉络空虚，卫外不固，风邪乘虚入面部经络，导致气血痹阻，面部经络失于濡养，以致肌肉纵缓不收而发。面瘫之病位在于面部经络。手、足阳经均上头面部，当病邪阻滞面部经络，尤其是手太阳和足阳明经筋功能失调，可导致面瘫的发生。

治疗

处方

主穴（图6-33、图6-34）：四白、颊车等。

四白：在面部，眶下孔处。正坐或仰卧，眼向前平视，当瞳孔直下，眶下缘下方之眶下孔中取穴。

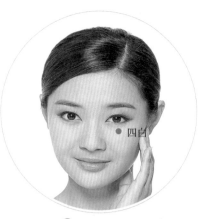

图 6-33　四白

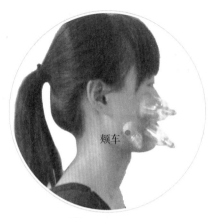

图 6-34　颊车

颊车：在面部，下颌角前上方1横指（中指）处。如上齿用力咬紧，有一肌肉（咬肌）凸起，放松时，用手切掐有陷并酸胀处是穴。

配穴（图6-35~图6-38）

（1）风寒型配合谷、肺俞。

（2）风热型配曲池、大椎。

合谷：在手背，第1、2掌骨之间，当第2掌骨桡侧的中点处。此穴在手背虎口附近，以一手的拇指第1个关节横纹正对另一手的虎口边，拇指屈曲按下，拇指尖所按之处即为此穴。

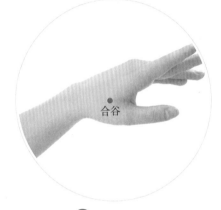

图 6-35　合谷

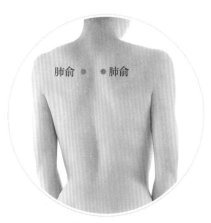

图 6-36　肺俞

肺俞：在背部，当第3胸椎棘突下，旁开1.5寸。即由大椎穴往下推3个椎骨为第3胸椎，由此椎棘突下双侧旁开2横指（食、中指）处是本穴。

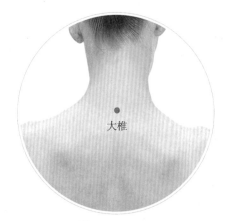

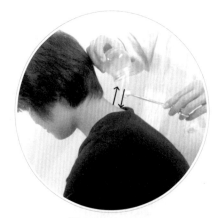

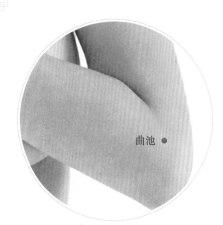

图 6-37 曲池

曲池：在肘横纹外侧端，屈肘，当尺泽（在肘区，肘横纹上，肱二头肌腱桡侧缘凹陷中）与肱骨外上髁连线的中点。屈肘成直角时，肘横纹外侧端的凹陷处即为此穴。

大椎：在后正中线上，第7颈椎棘突下凹陷中。略低头，颈部后正中线上，最突起处即为第7颈椎棘突，转动颈部，随之而动的棘突为第7颈椎棘突，其下方凹陷中即为此穴。

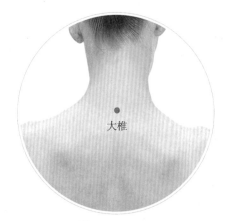

图 6-38 大椎

◎ 操作

①针罐法：取以上诸穴，先针刺得气后（胸、背部穴位需注意，不可直刺或刺得太深），再拔罐留罐20分钟，每日1次。

②闪罐法（图6-39）：取上穴，以闪火法将罐吸附于皮肤后，立即提拉罐使其脱开，反复操作，直至皮肤潮红发热。

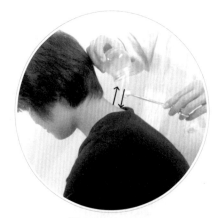

图 6-39 闪罐法

注意事项

1. 拔罐治疗面瘫，疗效以周围性为好，中枢性预后较差；急性者疗效较好，慢性者效果差；肿瘤和其他某些其他疾病导致面神经严重损害者，不在治疗之列。

2. 面部皮肤娇嫩，拔罐治疗时应注意负压不宜过大，拔罐时间不宜过长，防止面部皮肤烫伤，影响美观。

3. 本病要坚持治疗。选穴时一般取患侧，病程较长者加取健侧穴位。

预防调护

1. 防止面瘫最好的办法是平时要注意保持良好的心情，保证充足的睡眠，并适当进行体育运动，增强机体免疫力。

2. 面瘫患者在服药期间，忌辛辣刺激食物，如白酒、大蒜、海鲜、浓茶、麻辣火锅等，宜多食新鲜蔬菜、粗粮、黄豆制品、大枣、瘦肉等。

3. 面瘫患者需要减少光源刺激，如电脑、电视、紫外线等。需要多做功能性锻炼，如抬眉、鼓气、双眼紧闭、张大嘴等。每天需要坚持穴位按摩。用热毛巾敷脸，每晚 3~4 次，勿用冷水洗脸。治疗期间面部应避风寒，必要时应戴口罩、眼罩。睡觉之前用热水泡脚，有条件的话，做些足底按摩。

痹　证

概述

痹证以游走性多关节红肿热痛为主要临床表现，具有反复发作的倾向。若肢体关节疼痛，活动不利，痛无定处，此为行痹；若肢体关节疼痛较剧，遇寒加重，得热则痛减，此为痛痹；若肢体关节重着酸痛，痛处固定，不红微肿，此为着痹；若肢体关节红肿疼痛，活动受限，痛不可触，得冷则舒，此为热痹。

西医学中风湿性关节炎、类风湿性关节炎、反应性关节炎、肌纤维炎、强直性脊柱炎、痛风、增生性骨关节炎等出现痹证的临床表现时，皆可参照本篇内容进行拔罐治疗。

病因病机

痹证的发生是由于风寒湿热之邪，侵袭肢体经络，引起气血运行不畅，经络痹阻所致，或痰浊瘀血，阻于经络，深入关节筋脉，皆可发病。同时痹证的发生与体质因素、气候条件、生活环境等都有密切关系。

治疗

处方

主穴（图6-40~图6-42）：曲池、肩髃、阳陵泉、阿是穴（局部痛点）。

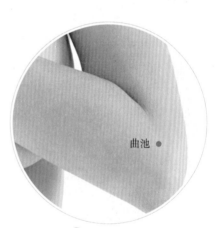

曲池：在肘横纹外侧端，屈肘，当尺泽（在肘区，肘横纹上，肱二头肌腱桡侧缘凹陷中）与肱骨外上髁连线的中点。屈肘成直角时，肘横纹外侧端的凹陷处即为此穴。

图 6-40　曲池

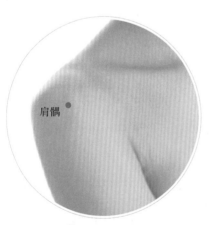

图 6-41　肩髃

肩髃：在三角肌区，肩峰外侧缘前端与肱骨大结节两骨间凹陷中。即上臂外展至水平时，在肩部高骨（锁骨肩峰）外，肩关节上出现两个凹陷，前面的凹陷是本穴。

阳陵泉：在小腿外侧，当腓骨头前下方凹陷处。即小腿外侧，膝盖外下方，以拇指指腹按于腓骨头，拇指向下斜指胫骨前嵴，拇指尖所指之处为此穴。

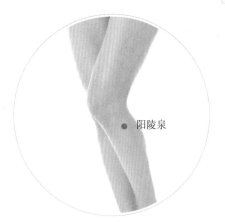

图 6-42　阳陵泉

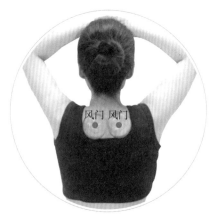

图 6-43　风门

膈俞：在背部，当第 7 胸椎棘突下，旁开 1.5 寸。即在背部，与肩胛骨下缘平齐（即第 7 胸椎棘突下），旁开 2 横指（食、中指）处为此穴。

配穴（图 6-43~ 图 6-46）

（1）行痹配风门、膈俞。

（2）痛痹配肾俞、关元。

风门：在脊柱区，第 2 胸椎棘突下，后正中线旁开 1.5 寸。即由大椎穴往下推 2 个椎骨即为第 2 胸椎，由此椎棘突下双侧旁开 2 横指（食、中指）处为本穴。

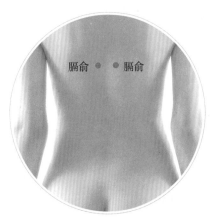

图 6-44　膈俞

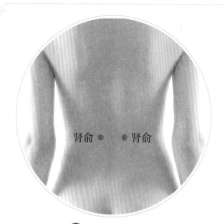

图 6-45　肾俞

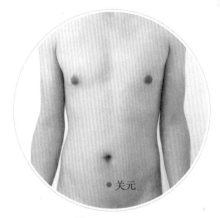

图 6-46　关元

肾俞：在背部，当第 2 腰椎棘突下，旁开 1.5 寸。即由命门穴旁开双侧各 2 横指（中、食指）处为本穴。

关元：在下腹部，脐中下 3 寸，前正中线上。即脐中直下 4 横指处是本穴。

操作

①针罐法：取上述诸穴，先用毫针针刺得气后，再用闪火法吸罐于针上，留置 5~10 分钟。（胸、背部穴位需注意，不可直刺或刺得太深）

②走罐法（图 6-47）：取督脉、足太阳膀胱经背部经穴。先在皮肤上涂上润滑剂，再用闪火法吸罐后，循经上下推拉，至皮肤出现潮红或起丹痧点为止，隔日 1 次，15 次为一疗程。

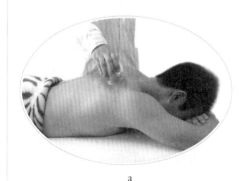

a

足太阳膀胱经背部走行：在背部，后正中线左右旁开 1.5 寸、3 寸直线上，共 4 条直线。

督脉背部走行：在背部，当后正中线上。

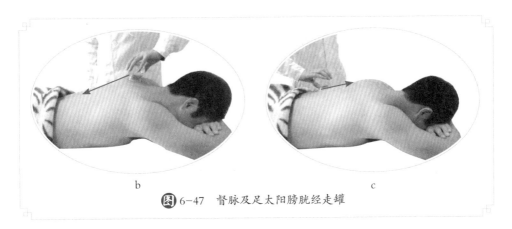

b   c

图 6-47　督脉及足太阳膀胱经走罐

注意事项

痹证常缠绵反复，拔罐疗法只能缓解症状，在临床上还应结合其他疗法治疗，以免延误病情。

预防调护

1.平素应注意防风、防寒、防潮，避免久居暑湿之地，特别是处于寒冷地区或气候骤变季节，应注意保暖，免受风寒湿邪侵袭。

2.劳作运动汗出后，切勿当风贪凉。内衣汗湿应及时更换，垫褥、被子应勤洗勤晒。

3.平时应注意生活调摄，加强体育锻炼，增强体质，有助于提高机体对病邪的抵御能力。

4.病情较重者应卧床休息。行走不便者，应防止跌仆，以免发生骨折。长期卧床者，既要保持病人肢体的功能位，有利于关节功能恢复，还要经常变更体位，防止褥疮发生。

5.病人应保持乐观心境，摄入富于营养、易于消化的食物，以利于康复。

失　眠

概述

失眠又称不寐，以入睡困难或睡中易醒，醒后难以再入睡，甚则彻夜不眠为主要临床表现。若心烦不能入睡，烦躁易怒，胸闷胁痛，目赤口苦，此为肝郁化火；若睡眠不安，胸闷目眩，痰多口苦，此属痰热内扰；若心烦不寐，手足心热，头晕耳鸣，咽干潮热，此属阴虚火旺；若多梦易醒，健忘头晕，面色少华，神疲乏力，此属心脾两虚；若夜寐多梦易惊，心悸胆怯，此为心虚胆怯。

西医中的神经官能症、更年期综合征、慢性消化不良、贫血、动脉粥样硬化症等以不寐为主要临床表现时，皆可参照本篇内容进行拔罐治疗。

病因病机

正常的睡眠，依赖于人体的阴平阳秘，脏腑调和，气血充足，心神安定，心血得静，阳能入于阴。由于心脾两虚，生化之源不足；或数伤于阴，阴虚火旺；或心胆气虚；或宿食停滞化热，食热扰胃；或肝火扰神；均能使心神不安，心血不静，阴阳失调，营卫失和，阳不入阴而发为本病。

治疗

处方

主穴（图6-48~图6-50）：心俞、脾俞、内关。

心俞：在背部，当第5胸椎棘突下，旁开1.5寸。由平双肩胛骨下角之椎骨（第7胸椎）往上推2个椎骨，即第5胸椎骨棘突下，双侧各旁开2横指（食、中指）处是本穴。

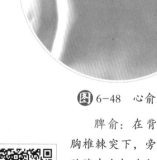

图 6-48 心俞

脾俞：在背部，当第11胸椎棘突下，旁开1.5寸。与肚脐中央相对应处即为第2腰椎，由第2腰椎往上摸3个椎体，即为第11胸椎，由其棘突下旁开2横指（食、中指）处即是本穴。

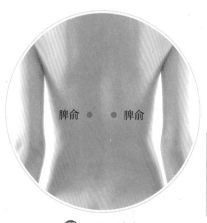

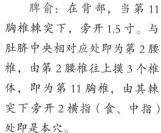

图 6-49 脾俞

内关：在前臂掌侧，当曲泽与大陵连线上，腕横纹上2寸，掌长肌腱与桡侧腕屈肌腱之间。即仰掌，微屈腕关节，从掌后第1横纹上2横指（大拇指），当两条大筋之间是本穴。

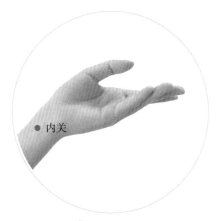

图 6-50　内关

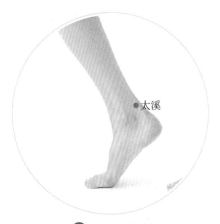

图 6-51　太溪

配穴（图 6-51、图 6-52）

（1）阴虚火旺配太溪。

（2）心虚胆怯配胆俞。

太溪：在足内侧，内踝后方，当内踝尖与跟腱间的凹陷处。即在足跟内上侧，内踝后方，内踝尖与后正中跟腱之间的凹陷处为此穴。

胆俞：在背部，当第10胸椎棘突下，旁开1.5寸。即由第7胸椎（平双肩胛骨下角之椎骨）再向下摸3个椎体，为第10胸椎，其棘突下旁开2横指(食、中指)处，是本穴。

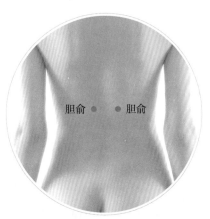

图 6-52　胆俞

操作

①针罐法：取上述诸穴，先用毫针针刺得气后（胸、背部穴位需注意，不可直刺或刺得太深），再用闪火法吸罐于针上，留置5~10分钟。

②指罐法：先用手指按压诸穴（图6-53、图6-54），每穴5~10分钟，然后再用闪火法拔罐在诸穴上，留罐10~15分钟，每晚睡前1次。

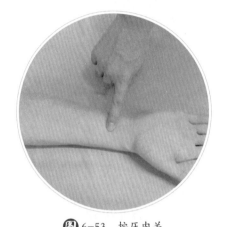
图 6-53　按压内关

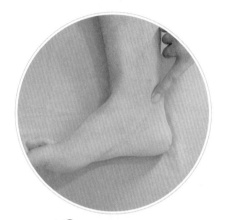
图 6-54　按压太溪

注意事项

1. 失眠症是临床常见病，许多人长期口服安眠药物。安眠药对本病虽有一定的疗效，但长期服用易产生依赖性，而且安眠药的毒副作用较大，对一部分人疗效欠佳。所以在拔罐治疗期间，应尽量不用安眠药或逐渐减低剂量。

2. 拔罐疗法治疗失眠有其独到之处，无任何副作用，而且对某些病例效果显著。

预防调护

1. 积极进行心理情志调整，克服过度的紧张、兴奋、焦虑、抑郁、惊恐、愤怒等不良情绪，做到喜怒有节，保持精神舒畅，尽量以放松的、顺其自然的心态对待睡眠，反而能较好地入睡。

2. 建立有规律的作息制度，从事适当的体力活动或体育锻炼，增强体质，持之以恒，促进身心健康。

3. 晚餐要清淡，不宜过饱，更忌浓茶、咖啡及吸烟。睡前避免从事紧张和兴奋的活动，养成定时就寝的习惯。

4.要注意睡眠环境的安宁，床铺要舒适，卧室光线要柔和，并努力减少噪音，去除各种可能影响睡眠的外在因素。

呃　逆

概述

呃逆是指胃气上逆动膈，以气逆上冲，喉间呃呃连声，声短而频，难以自制为主要表现的病证，俗称"打嗝"。

呃逆相当于西医的单纯性膈肌痉挛，而其他疾病如胃肠神经官能症、胃炎、胃扩张、胸腹腔肿瘤、肝硬化晚期、脑血管病、尿毒症，以及胸腹手术后等所引起的膈肌痉挛之呃逆，皆可参照本篇内容进行拔罐治疗。

病因病机

中医学认为呃逆的病因多为饮食不当、情志不舒和正气亏虚等，或突然吸入冷空气而引发。呃逆总由胃气上逆动膈而成，其病位在膈，病变关键在胃。胃居膈下，其气以降为顺，胃与膈有经脉相连属，胃失和降，逆气动膈，上冲喉间，发生呃逆。

治疗

处方

主穴（图6-55~图6-57）：膈俞，内关，足三里。

膈俞：在背部，当第7胸椎棘突下，旁开1.5寸。即在背部，与肩胛骨下缘平齐（即第7胸椎棘突下），旁开2横指（食、中指）处为此穴。

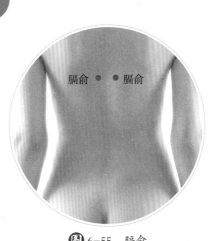

图6-55　膈俞

内关：在前臂掌侧，当曲泽与大陵连线上，腕横纹上2寸，掌长肌腱与桡侧腕屈肌腱之间。即仰掌，微屈腕关节，从掌后第1横纹上2横指（大拇指），当两条大筋之间是本穴。

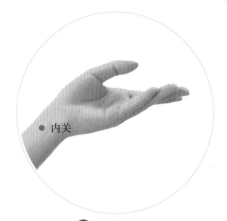

图 6-56　内关

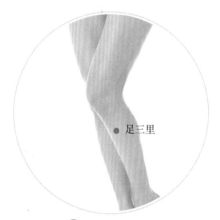

图 6-57　足三里

足三里：在小腿前外侧，当犊鼻下3寸，距胫骨前缘1横指处。即由外膝眼向下量4横指，在腓骨与胫骨之间，由胫骨旁量1横指（中指）处。

配穴（图6-58~图6-61）

（1）畏寒气逆证配梁门、气海。

（2）胃阴不足证配胃俞、三阴交。

梁门：在上腹部，脐中上4寸，前正中线旁开2寸。

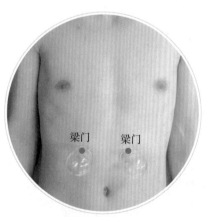

图 6-58　梁门

气海：在下腹部，脐中下1.5寸，前正中线上。即肚脐直下2横指（食、中指）处是本穴。

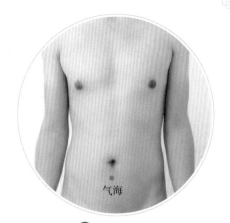

图 6-59 气海

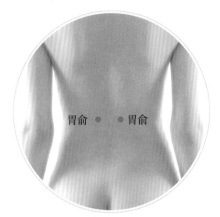

图 6-60 胃俞

胃俞：在背部，当第12胸椎棘突下，旁开1.5寸。与肚脐中相对应处为第2腰椎，由第2腰椎往上摸2个椎体，即为第12胸椎，由其棘突下旁开食、中2横指处即是本穴。

三阴交：在小腿内侧，当足内踝尖上3寸，胫骨内侧缘后方。即正坐屈膝成直角，在小腿内侧，四指并拢，以小指下缘紧靠内踝尖上，食指上缘所在水平线与胫骨后缘交点处为此穴。

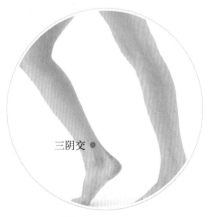

图 6-61 三阴交

🌑 操作

①闪罐法（图 6-62）：嘱患者取俯卧位，取膈俞，用闪罐法，待呃逆停止后，辨证取穴留罐 15 分钟，以皮肤充血为度。严重心脏病患者慎用此法。

②针罐法：取上述诸穴（胸、背部穴位需注意，不可直刺或刺得太深），针刺得气后再用闪火法拔罐留罐 15~20 分钟。虚寒证拔罐后可加温灸。

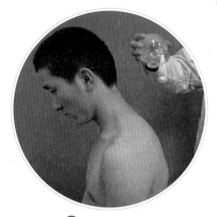

图 6-62　闪罐法

注意事项

1. 本病在治疗时，如果突然出现持续不断的膈肌痉挛，预示病情危重并趋向恶化。

2. 老年人、冠心病患者无任何明显诱发因素，突然出现连续的呃逆，应警惕可能有心肌梗死发生，均不宜做拔罐治疗，并应及时就诊，以免延误病情。

预防调护

1. 应保持精神舒畅，避免暴怒、过喜等不良情志刺激。

2. 注意寒温适宜，避免外邪侵袭。

3. 饮食宜清淡，忌生冷、辛辣、肥腻之品，避免饥饱无常，发作时应进食易消化食物。

呕　吐

概述

呕吐是临床常见症状，可见于多种疾病，凡风寒湿热诸邪，以及痰饮、食积，肝郁等引起胃失和降，气逆于上皆可发生呕吐。呕与吐古人有所区别，有声无物谓之"呕"，有物无声谓之"吐"，因临床呕与吐常并见，故统称为呕吐。若宿食不消，则见脘腹胀满或疼痛，嗳气食臭，便秘，苔厚腻；

肝气犯胃，多见胁痛呕酸；外感之邪犯胃，恶寒发热，进食则吐；脾胃虚弱，则纳呆，呕吐时作，便溏。

　　呕吐可以出现于西医学的多种疾病之中，如神经性呕吐、急性胃炎、胃黏膜脱垂症、幽门痉挛、幽门梗阻、贲门痉挛、十二指肠壅积症等。其他如肠梗阻、急性胰腺炎、急性胆囊炎、尿毒症、心源性呕吐、颅脑疾病，表现以呕吐为主症时，皆可参照本篇内容进行拔罐治疗。

病因病机

　　中医学认为呕吐的病位在胃，与肝脾的关系密切。无论何因，必致胃气上逆，才能产生呕吐。但由于病因不同，体质各异，故有虚实之别。实者，多因外邪犯胃，食停不化，肝气犯胃，痰饮中阻等；虚者，多为胃气虚弱，无力和降，或胃阴不足，不能润降。

治疗

处方

　　主穴（图 6-63~ 图 6-66）：内关，足三里，胃俞，中脘。

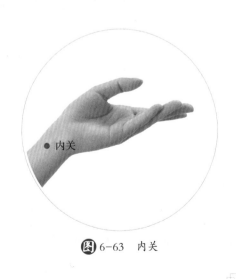

　　内关：在前臂掌侧，当曲泽与大陵连线上，腕横纹上 2 寸，掌长肌腱与桡侧腕屈肌腱之间。即仰掌，微屈腕关节，从掌后第 1 横纹上 2 横指（大拇指），当两条大筋之间是本穴。

图 6-63　内关

足三里：在小腿前外侧，当犊鼻下3寸，距胫骨前缘1横指处。即由外膝眼向下量4横指，在腓骨与胫骨之间，由胫骨旁量1横指（中指）处。

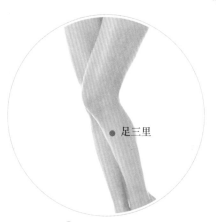

图 6-64　足三里

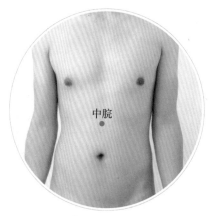

图 6-65　中脘

中脘：在腹部，脐中上4寸，于前正中线上。即脐中央与胸骨体下缘两点之中央是本穴。

胃俞：在背部，当第12胸椎棘突下，旁开1.5寸。与肚脐中相对应处为第2腰椎，由第2腰椎往上摸2个椎体，即为第12胸椎，由其棘突下旁开食、中2横指处即是本穴。

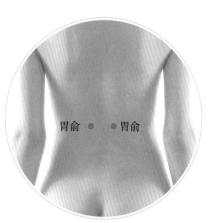

图 6-66　胃俞

配穴（图6-67~图6-71）

（1）伤食呕吐配下脘、天枢。

（2）肝气犯胃呕吐配肝俞、阳陵泉、梁丘。

下脘：在上腹部，脐中上2寸，前正中线上。即肚脐中央直上2横指（食、中两横指）是本穴。

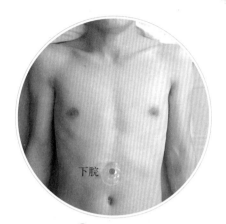

图 6-67　下脘

天枢：在腹部，横平脐中，前正中线旁开2寸。即由脐中作一垂直于腹正中线的水平线，再由两乳头各作与前正中线的平行线，两者（过乳头平行线与过脐水平线）之交点，再取此交点与脐中的中点是本穴。

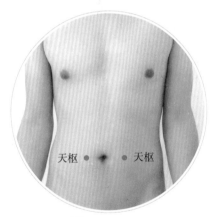

图 6-68　天枢

肝俞：在背部，当第9胸椎棘突下，旁开1.5寸。即在背部，与肩胛骨下缘平齐（第7胸椎棘突下），向下推数2个棘突，为第9胸椎棘突下，旁开2横指（食、中指）处，为此穴。

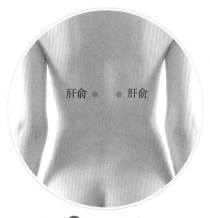

图 6-69　胆俞

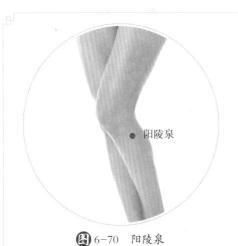

阳陵泉：在小腿外侧，当腓骨头前下
方凹陷处。即小腿外侧，膝盖外下方，以
拇指指腹按于腓骨头，拇指向下斜指胫骨
前嵴，拇指尖所指之处为此穴。

图 6-70 阳陵泉

梁丘：在股前区，髌底上 2 寸，股外
侧肌与股直肌肌腱之间。即当下肢用力蹬
直时，髌骨外上缘上方可见一凹陷（股外
直肌与股直肌之间结合部），该凹陷正中即
是本穴。

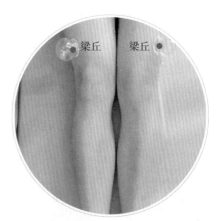

图 6-71 梁丘

◎ 操作

指罐法：先用手指按压内关、足三里各 2 分钟后，再取余下穴位用闪火
法拔罐，留罐 15~20 分钟。

(注)(意)(事)(项)

对呕吐不止的病人，应嘱其卧床休息，密切观察病情变化。服药时，尽
量选择刺激性气味小的，否则随服随吐，更伤胃气。服药方法：应少量频服
为佳，以减轻胃的负担；根据病人情况，以热饮为宜，并可加入少量生姜或
姜汁，以免格拒难下，逆而复出。

(预)(防)(调)(护)

1. 起居有常，生活有节，避免风寒暑湿秽浊之邪的入侵。

2. 保持心情舒畅，避免精神刺激，对肝气犯胃者，尤当注意。

3. 饮食方面也应注意调理。脾胃素虚患者，饮食不宜过多，同时勿食生冷瓜果等，禁服寒凉药物。若胃中有热者，忌食肥甘厚腻、辛辣香燥、醇酒等物品，禁服温燥药物，戒烟。

胃　痛

(概)(述)

胃痛又称"胃脘痛"，临床表现以上腹胃脘部近心窝处经常发生疼痛为主症。故又名"胃心痛""心下痛"。中医学认为，胃痛多由于胃气阻滞或胃失温煦或濡养所致。若胃痛喜温喜按，呕吐清水，遇生冷则胃痛加重，此为脾胃虚寒；若胃脘胀痛，嗳气吞酸，脘痛连胁为肝胃不和。如胃痛暴作，恶寒喜暖，呕吐清水，此是寒邪犯胃。若胃脘胀痛，嗳腐吞酸，吐食或矢气后痛减，苔黄腻，此是饮食所伤。

西医学中急性胃炎、慢性胃炎、胃溃疡、十二指肠溃疡、功能性消化不良、胃黏膜脱垂等病以上腹部疼痛为主要症状者，皆可参照本篇内容进行拔罐治疗。

(病)(因)(病)(机)

中医学认为胃痛的发生，主要由外邪犯胃、饮食伤胃、情志不畅和脾胃素虚等，导致胃气郁滞，胃失和降，不通则痛。病变常与肝、脾有关，盖因胃与脾互为表里，脾升胃降则顺；又肝属木，胃为土，木能克土，故胃的功能减弱，脾胃受病，肝木可乘虚相乘。

治疗

◎ 处方

主穴（图6-72～图6-76）：足三里，中脘，胃俞，脾俞，内关。

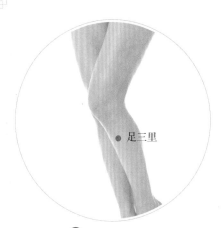

图 6-72　足三里

足三里：在小腿前外侧，当犊鼻下 3 寸，距胫骨前缘 1 横指（中指）处。即由外膝眼向下量 4 横指，在腓骨与胫骨之间，由胫骨旁量 1 横指处。

中脘：在腹部，脐中上 4 寸，于前正中线上。即脐中央与胸骨体下缘两点之中央是本穴。

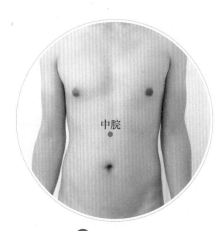

图 6-73　中脘

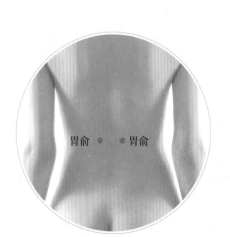

图 6-74　胃俞

胃俞：在背部，当第 12 胸椎棘突下，旁开 1.5 寸。与肚脐中相对应处为第 2 腰椎，由第 2 腰椎往上摸 2 个椎体，即为第 12 胸椎，由其棘突下旁开食、中 2 横指处即是本穴。

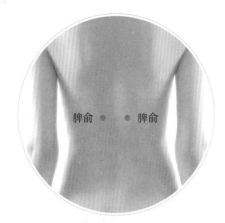

图 6-75 脾俞

脾俞：在背部，当第 11 胸椎棘突下，旁开 1.5 寸。与肚脐中央相对应处即为第 2 腰椎，由第 2 腰椎往上摸 3 个椎体，即为第 11 胸椎，由其棘突下旁开 2 横指（食、中指）处即是本穴。

内关：在前臂掌侧，当曲泽与大陵连线上，腕横纹上 2 寸，掌长肌腱与桡侧腕屈肌腱之间。即仰掌，微屈腕关节，从掌后第 1 横纹上 2 横指（大拇指），当两条大筋之间是本穴。

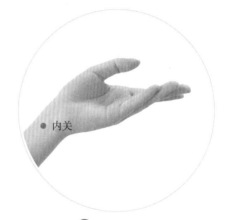

图 6-76 内关

配穴（图 6-77、图 6-78）

（1）痛甚加梁丘。

（2）脾胃虚寒加脾俞、上脘并配以灸法。

（3）饮食伤胃配天枢。

梁丘：在股前区，髌底上 2 寸，股外侧肌与股直肌肌腱之间。即当下肢用力蹬直时，髌骨外上缘上方可见一凹陷（股外直肌与股直肌之间结合部），该凹陷正中即是本穴。

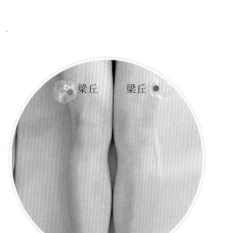

图 6-77 梁丘

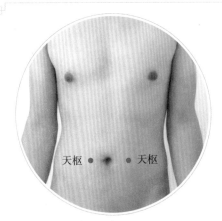

天枢 ● ● 天枢

图 6-78　天枢

天枢：在腹部，横平脐中，前正中线
旁开2寸。即由脐中作一垂直于腹正中线
的水平线，再由两乳头各作与前正中线的
平行线，两者（过乳头平行线与过脐水平
线）之交点，再取此交点与脐中的中点是
本穴。

🔅 操作

①针罐法：取上述诸穴（胸、
背部穴位需注意，不可直刺或刺得
太深），针刺得气后再用闪火法拔罐
并留罐15~20分钟。

②闪罐法（图6-79）：取脾俞、
胃俞、中脘，拔闪火罐以皮肤潮红
为度，每日1次。

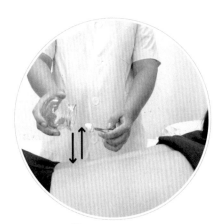

图 6-79　闪罐法

注意事项

1. 拔罐治疗胃痛，能有效地使疼痛缓解或消除，同时对某些疾病，如
急性胃炎、胃溃疡、胃神经官能症、胃痉挛、胃下垂等也具有一定的治疗
作用。

2. 慢性胃炎要坚持治疗，进食时应细细咀嚼。对患有萎缩性胃炎者，可
长期饮用酸奶及酸性食物，有助于萎缩性胃炎的治疗。

预防调护

1. 养成有规律的生活与饮食习惯，忌暴饮暴食、饥饱不匀。

2.胃痛持续不已者，应在一定时期内进流质或半流质饮食，少食多餐，以清淡易消化的食物为宜，忌粗糙多纤维饮食，尽量避免进食浓茶、咖啡和辛辣食物，进食宜细嚼慢咽。

3.慎用水杨酸、肾上腺皮质激素等西药。

4.保持乐观情绪，避免过度劳累与紧张。

腹　痛

(概)(述)

腹痛是以胃脘以下、耻骨以上部位发生疼痛的一种症状。多由饮食失节，受寒热湿邪，气滞湿阻，脾胃虚弱及外伤等原因引起。若腹痛暴急，遇温则减，遇冷更甚，此为寒证；若腹痛拒按，烦渴引饮，自汗，便结，小便短赤，此为热证；若腹痛绵绵，时作时止，痛时喜按，疲劳后加甚，此为虚证；若脘腹胀满，拒按，嗳腐吞酸，腹痛欲泄，泄则痛减，此为食滞；若腹痛无定处，嗳气或矢气后痛减，此为气滞。

内科腹痛常见于西医学的肠易激综合征、消化不良、胃肠痉挛、不完全性肠梗阻、肠粘连、肠系膜和腹膜病变、腹型过敏性紫癜、泌尿系结石、急慢性胰腺炎、肠道寄生虫等，以腹痛为主要表现者皆可参照本篇内容进行拔罐治疗。

(病)(因)(病)(机)

中医学认为腹痛的病机，仍不离"不通则痛"：外感寒热、内伤饮食、情志，以及虫积、跌仆等原因皆可导致脏腑气机不利，气血运行不畅，经脉流行阻滞而出现实痛；气血不足，阳气虚弱，则脏腑经脉失于温养，气血运行无力而成虚痛。

治疗

处方

主穴（图6-80~图6-82）：大肠俞，足三里，天枢。

大肠俞：在脊柱区，第4腰椎棘突下，后正中线旁开1.5寸。髂嵴最高点之连线与脊柱之交点即为第4腰椎棘突下，由此旁开2横指（食、中指）处即是本穴。

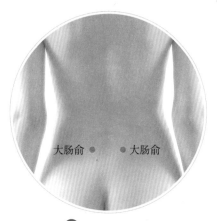

图 6-80　大肠俞

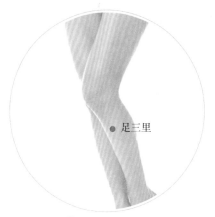

图 6-81　足三里

足三里：在小腿前外侧，当犊鼻下3寸，距胫骨前缘1横指处。即由外膝眼向下量4横指，在腓骨与胫骨之间，由胫骨旁量1横指（中指）处。

天枢：在腹部，横平脐中，前正中线旁开2寸。即由脐中作一垂直于腹正中线的水平线，再由两乳头各作与前正中线的平行线，两者（过乳头平行线与过脐水平线）之交点，再取此交点与脐中的中点是本穴。

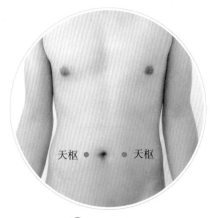

图 6-82　天枢

配穴（图 6-83~ 图 6-86）

（1）寒证配中脘、大横。

（2）食滞配下脘、梁门。

中脘：在腹部，脐中上 4 寸，于前正中线上。即脐中央与胸骨体下缘两点之中央是本穴。

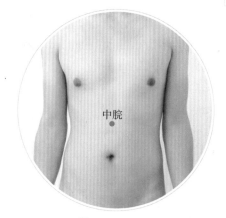

图 6-83　中脘

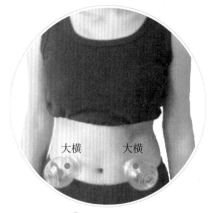

图 6-84　大横

大横：在腹部，脐中旁开 4 寸。即仰卧位，由两乳头向下作与前正中线的平行线，再由脐中央作一水平线，三线之两个交点是本穴。

下脘：在上腹部，脐中上 2 寸，前正中线上。即肚脐中央直上 2 横指（食、中指）是本穴。

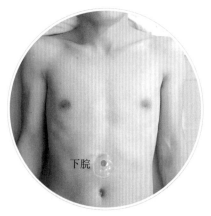

图 6-85　下脘

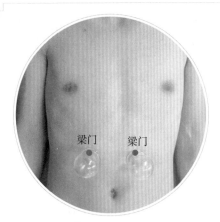

图 6-86　梁门

梁门：在上腹部，脐中上4寸，前正中线旁开2寸。

⊙ 操作

①闪罐法（图6-87）：取上述诸穴，用闪火法将罐拔于穴位上，然后将罐立即起下，反复数次，至皮肤潮红为止。

②针罐法：腹痛甚者，可先针刺以上诸穴得气后，再用闪火法将罐吸拔在针柄上，留置15~20分钟。

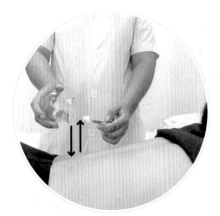

图 6-87　闪罐法

注意事项

1. 拔罐治疗腹痛效果较好，但在治疗过程中，要注意辨证施治、辨证选穴、辨证治疗才能取得理想的效果。

2. 腹痛病症较复杂，临床应注意与肝胆疾患、心脏疾患等加以鉴别。对于溃疡病出血、穿孔等重症，应及时采取措施或进行外科治疗。

3. 一些慢性胃脘疼痛的患者，病程较长，体质多虚弱，宜应采用综合疗法，坚持治疗，以巩固疗效。

预防调护

1. 平素应饮食有节，进食易消化、富有营养的饮食。忌暴饮暴食及饮食生冷、不洁之物。

2. 虚寒者宜进热食；热证忌辛辣煎炸、肥甘厚腻之品；食积腹痛者宜暂停进食或少食。

泄 泻

概述

泄泻，亦称腹泻，指大便次数增多，质稀溏，甚至泻如水样为主要表现的病证。古人云："大便溏薄而势缓者为泄，大便清稀而直下者为泻。"本病四季均可发生，但尤以夏秋两季为多见，若发病急，大便次数增多，清稀如水样，恶寒食少，肠鸣腹痛者，此为寒湿困脾；若腹痛即泻，粪色黄褐秽臭，肛门灼热，此为肠腑湿热；若腹满胀痛，大便臭如败卵，泻后痛减，嗳腐吞酸，为食滞胃肠；若反复大便溏薄，面色萎黄，纳呆，为脾气亏虚；若黎明前脐腹作痛，泻后痛减，腰膝酸软者，为肾阳亏虚。

凡属消化器官发生功能或器质性病变导致的腹泻，如急性肠炎、炎症性肠病、肠易激综合征、吸收不良综合征、肠道肿瘤、肠结核等，或其他脏器病变影响消化吸收功能而以泄泻为主症者，皆可参照本篇内容进行拔罐治疗。

病因病机

泄泻的病位主要在脾胃和大小肠，其中主脏在脾，其致病原因包括感受外邪、饮食所伤、情志失调、脾胃虚弱、脾肾阳虚等。其主要致病因素为湿，即《难经》所谓"湿多成五泄"。

治疗

处方

主穴（图6-88~图6-91）：脾俞，天枢，大肠俞，足三里。

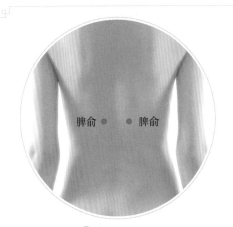

脾俞：在背部，当第 11 胸椎棘突下，旁开 1.5 寸。与肚脐中央相对应处即为第 2 腰椎，由第 2 腰椎往上摸 3 个椎体，即为第 11 胸椎，由其棘突下旁开 2 横指（食、中指）处即是本穴。

图 6-88　脾俞

天枢：在腹部，横平脐中，前正中线旁开 2 寸。即由脐中作一垂直于腹正中线的水平线，再由两乳头各作与前正中线的平行线，两者（过乳头平行线与过脐水平线）之交点，再取此交点与脐中的中点是本穴。

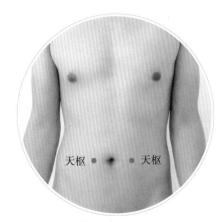

图 6-89　天枢

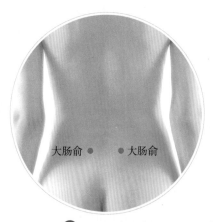

图 6-90　大肠俞

大肠俞：在脊柱区，第 4 腰椎棘突下，后正中线旁开 1.5 寸。髂嵴最高点之连线与脊柱之交点即为第 4 腰椎棘突下，由此旁开 2 横指（食、中指）处即是本穴。

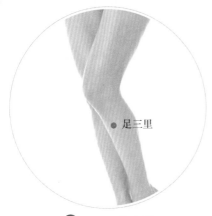

图 6-91　足三里

足三里：在小腿前外侧，当犊鼻下 3 寸，距胫骨前缘 1 横指（中指）处。即由外膝眼向下量 4 横指，在腓骨与胫骨之间，由胫骨旁量 1 横指处。

配穴（图 6-92~图 6-95）

（1）寒湿困脾配上巨虚、关元。

（2）肠腑湿热配曲池、下脘。

上巨虚：在小腿外侧，犊鼻（在膝前区，髌韧带外侧凹陷中）下 6 寸，在犊鼻与解溪（在踝区，踝关节前面中央凹陷中，姆长伸肌腱与趾长伸肌腱之间）连线上。外膝眼（犊鼻）穴向下直量 2 次 4 横指处，当胫、腓骨之间即是本穴。

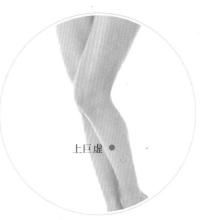

图 6-92　上巨虚

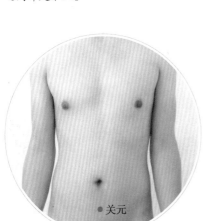

图 6-93　关元

关元：在下腹部，脐中下 3 寸，前正中线上。即脐中直下 4 横指处是本穴。

曲池：在肘横纹外侧端，屈肘，当尺泽（在肘区，肘横纹上，肱二头肌腱桡侧缘凹陷中）与肱骨外上髁连线的中点。屈肘成直角时，肘横纹外侧端的凹陷处即为此穴。

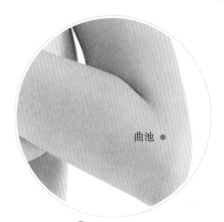

图 6-94　曲池

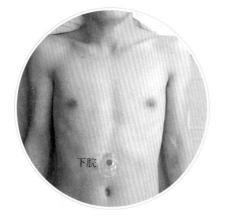

图 6-95　下脘

下脘：在上腹部，脐中上2寸，前正中线上。即肚脐中央直上2横指（食、中指）是本穴。

◯ 操作

闪罐法（图 6-96）：取上述诸穴，用闪火法将罐拔于穴位上，然后将罐立即起下，反复数次，至皮肤潮红为止。

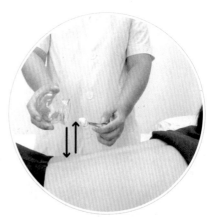

图 6-96　闪罐法

(注)(意)(事)(项)

1.本病临床常见吐泻频繁所导致的脱水现象。因此，在治疗的同时，要求病人卧床休息，并大量饮用糖盐水。

2.对脱水严重者应及时给予静脉补液。

(预)(防)(调)(护)

1.起居有常，注意调畅情志，保持乐观心态，慎防风寒湿邪侵袭。

2.饮食有节，宜清淡、富营养、易消化食物为主，可食用一些对消化吸收有帮助的食物，如山楂、山药、莲子、扁豆、芡实等。避免进食生冷不洁及难消化或清肠润滑食物。

3.急性泄泻病人要给予流质或半流质饮食，忌食辛辣、肥甘、油腻荤腥食物；某些对牛奶、面筋等不耐受者宜禁食牛奶或面筋。若泄泻而耗伤胃气，可给予淡盐汤、饭汤、米粥以养胃气。若虚寒腹泻，可予淡姜汤饮用，以振奋脾阳，调和胃气。

痢　疾

(概)(述)

痢疾为常见肠道传染病，以腹痛腹泻，里急后重，下痢赤白黏冻或脓血为主要临床表现，本病常发于夏秋季节，多有饮食不洁史。若为湿热痢，症见腹痛，里急后重，下痢赤白，肛门灼热，发热；若为寒湿痢，症见痢下赤白黏冻，白多赤少，里急后重，头重身困；若为疫毒痢，症见发病急，腹痛剧烈，里急后重，下痢红白相杂，壮热口渴，神昏；若为休息痢，症见下痢时发时止，日久不愈，发则下痢脓血，腹痛，里急后重；若为噤口痢，症见痢下赤白，脘闷纳呆，食则呕恶。

西医学中的细菌性痢疾、阿米巴性痢疾及临床上溃疡性结肠炎、放射性结肠炎、细菌性食物中毒等出现类似本病症状者，皆可参照本篇内容进行拔罐治疗。本病以罐疗作为辅助疗法，须结合针刺、中药或中西医结合治疗。

病因病机

　　痢疾多由外感湿热、疫毒之气，内伤饮食，损及脾胃与肠而致。素体阳盛者，易感受湿热，或感受湿邪后，湿从热化；素体阳虚者，易感受寒湿，或感受湿邪后，湿从寒化。

治疗

处方

　　主穴（图6-97～图6-99）：天枢、上巨虚、足三里。

　　天枢：在腹部，横平脐中，前正中线旁开2寸。即由脐中作一垂直于腹正中线的水平线，再由两乳头各作与前正中线的平行线，两者（过乳头平行线与过脐水平线）之交点，再取此交点与脐中的中点是本穴。

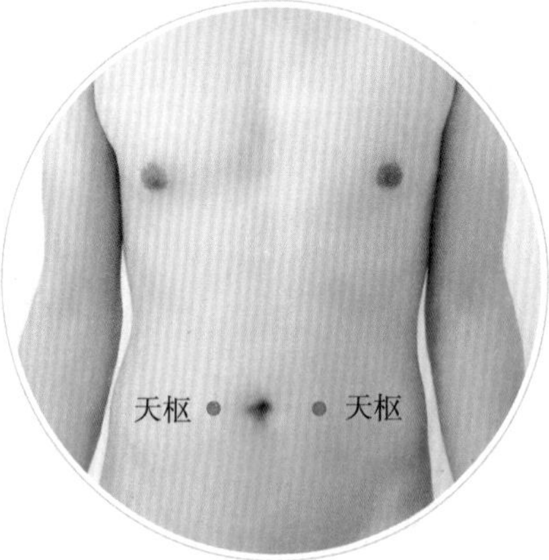

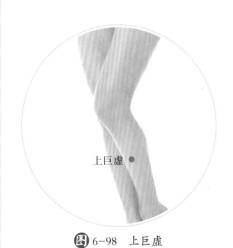

图 6-97　天枢

　　上巨虚：在小腿外侧，犊鼻（在膝前区，髌韧带外侧凹陷中）下6寸，在犊鼻与解溪（在踝区，踝关节前面中央凹陷中，跨长伸肌腱与趾长伸肌腱之间）连线上。外膝眼（犊鼻）穴向下直量2次4横指处，当胫、腓骨之间即是本穴。

图 6-98　上巨虚

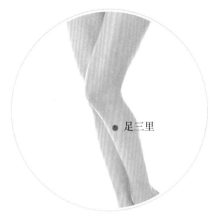

图 6-99　足三里

足三里：在小腿前外侧，当犊鼻下 3 寸，距胫骨前缘 1 横指（中指）处。即由外膝眼向下量 4 横指，在腓骨与胫骨之间，由胫骨旁量 1 横指处。

配穴（图 6-100~ 图 6-104）

（1）寒湿痢加中脘、气海、神阙。

（2）湿热痢加大肠俞、曲池。

中脘：在腹部，脐中上 4 寸，于前正中线上。即脐中央与胸骨体下缘两点之中央是本穴。

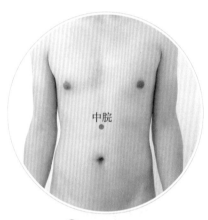

图 6-100　中脘

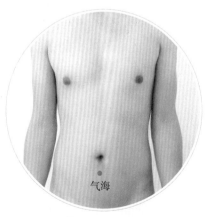

图 6-101　气海

气海：在下腹部，脐中下 1.5 寸，前正中线上。即肚脐直下 2 横指（食、中指）处是本穴。

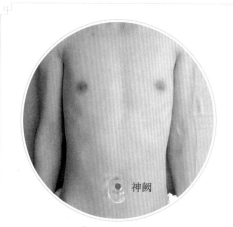

图 6-102　神阙

神阙：肚脐中央为本穴。

大肠俞：在脊柱区，第 4 腰椎棘突下，后正中线旁开 1.5 寸。髂嵴最高点之连线与脊柱之交点即为第 4 腰椎棘突下，由此旁开 2 横指（食、中指）处即是本穴。

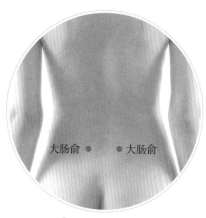

图 6-103　大肠俞

曲池：在肘横纹外侧端，屈肘，当尺泽（在肘区，肘横纹上，肱二头肌腱桡侧缘凹陷中）与肱骨外上髁连线的中点。屈肘成直角时，肘横纹外侧端的凹陷处即为此穴。

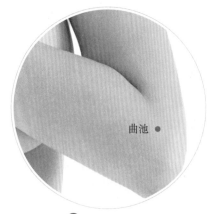

图 6-104　曲池

操作

针罐法：先针刺诸穴得气后（胸、背部穴位需注意，不可直刺或刺得太深），再用闪火法将拔罐并留置 15~20 分钟。

注意事项

病情严重者，请及时就医，可配合中西医措施，积极抢救。

预防调护

1. 对于具有传染性的细菌性及阿米巴痢疾，应采取积极有效的预防措施，以控制痢疾的传播和流行，如搞好水、粪的管理，饮食管理，消灭苍蝇等。

2. 在痢疾流行季节，可适当食用生蒜瓣，每次 1~3 瓣，每日 2~3 次；或将大蒜瓣放入菜食之中食用；亦可用马齿苋、绿豆适量，煎汤饮用，对防止感染亦有一定作用。

3. 痢疾患者，须适当禁食，待稳定后，仍以清淡饮食为宜，忌食油腻荤腥之品。

便 秘

概述

便秘以大便秘结不通，排便时间延长超过 3 日以上为主要临床表现，本病可见于各种慢性病中，这只是其中的一个症状。若大便干结，腹部胀满，按之作痛，口干口臭，苔黄燥，脉滑实，此为肠道实热；若大便不畅，少腹胀满不舒，嗳气频作，脉细弦，此为肠道气滞；若大便干结，无力努挣，挣则汗出气短，面色㿠白，舌淡脉弱，此为脾虚气弱；如大便干结如羊屎，口干少津，舌红苔少，脉细数，此为阴虚肠燥。

西医学中的功能性便秘，肠道激惹综合征、肠炎恢复期肠蠕动减弱引起的便秘，直肠及肛门疾患引起的便秘，药物性便秘，内分泌及代谢性疾病的便秘，以及肌力减退所致的排便困难等，皆可参照本篇内容进行拔罐治疗。

病因病机

便秘病位在大肠，并与脾胃肺肝肾密切相关。主要病因包括肠胃积热、气机郁滞、阴寒积滞、气虚阳衰、阴亏血少，各病因病机之间常常相兼为病，或相互转化，其基本病机是邪滞大肠，腑气闭塞不通或肠失温润，推动无力，导致大肠传导功能失常。

治疗

◈ 处方

主穴（图6-105、图6-106）：大肠俞，
天枢。

大肠俞：在脊柱区，第4腰椎棘突下，
后正中线旁开1.5寸。髂嵴最高点之连线
与脊柱之交点即为第4腰椎棘突下，由此
旁开2横指（食、中指）处即是本穴。

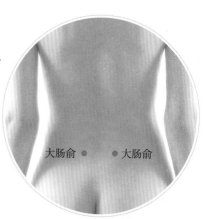

图 6-105　大肠俞

天枢：在腹部，横平脐中，前正中线
旁开2寸。即由脐中作一垂直于腹正中线
的水平线，再由两乳头各作与前正中线的
平行线，两者（过乳头平行线与过脐水平
线）之交点，再取此交点与脐中的中点是
本穴。

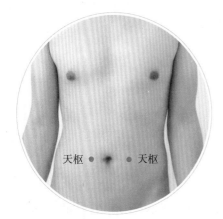
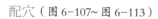

图 6-106　天枢

配穴（图6-107~图6-113）

（1）肠道实热者加曲池、合谷、
上巨虚。

（2）脾虚气弱者加大横、腹结、
气海、关元。

曲池：在肘横纹外侧端，屈肘，当尺泽
（在肘区，肘横纹上，肱二头肌腱桡侧缘凹陷
中）与肱骨外上髁连线的中点。屈肘成直角时，
肘横纹外侧端的凹陷处即为此穴。

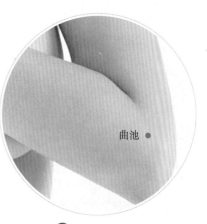

图 6-107　曲池

合谷：在手背，第1、2掌骨之间，当第2掌骨桡侧的中点处。此穴在手背虎口附近，以一手的拇指第1个关节横纹正对另一手的虎口边，拇指屈曲按下，拇指尖所按之处即为此穴。

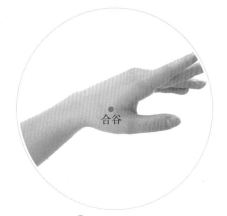

图 6-108 合谷

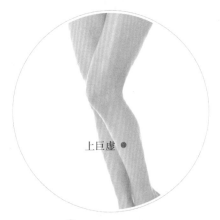

图 6-109 上巨虚

上巨虚：在小腿外侧，犊鼻（在膝前区，髌韧带外侧凹陷中）下6寸，在犊鼻与解溪（在踝区，踝关节前面中央凹陷中，姆长伸肌腱与趾长伸肌腱之间）连线上。外膝眼（犊鼻）穴向下直量2次4横指处，当胫、腓骨之间即是本穴。

大横：在腹部，脐中旁开4寸。即仰卧位，由两乳头向下作与前正中线的平行线，再由脐中央作一水平线，三线之两个交点是本穴。

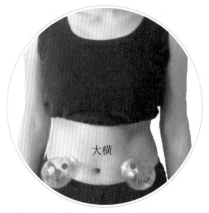

图 6-110 大横

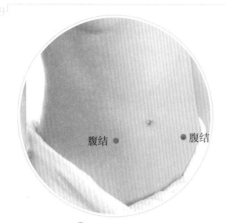

图 6-111　腹结

腹结：在下腹部，脐中下1.3寸，前正中线旁开4寸。

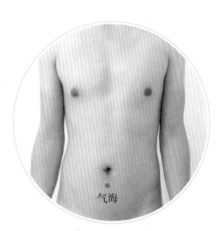

图 6-112　气海

气海：在下腹部，脐中下1.5寸，前正中线上。即肚脐直下2横指（食、中指）处是本穴。

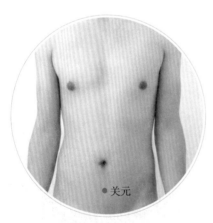

图 6-113　关元

关元：在下腹部，脐中下3寸，前正中线上。即脐中直下4横指处是本穴。

◎ 操作

留罐法：取上述诸穴，用闪火法拔罐后，留置15~20分钟，每日1次。

注意事项

本法对便秘有明显效果，治疗期间不可滥用泻下药。

预防调护

1. 注意饮食的调理，合理膳食，以清淡为主，多吃粗纤维的食物及香蕉、西瓜等水果，勿过食辛辣厚味或饮酒无度。

2. 每早按时登厕，养成定时大便的习惯。

3. 保持心情舒畅，加强身体锻炼，特别是腹肌的锻炼，有利于胃肠功能的改善。

4. 可采用食饵疗法，如黑芝麻、胡桃肉、松子仁等份，研细，稍加白蜜冲服，对阴血不足之便秘，颇有功效。

5. 外治法可采用灌肠法，如中药保留灌肠或清洁灌肠等。

癃 闭

概述

癃闭是以排尿困难，甚则小便闭塞不通为主症。小便不利，点滴而出为"癃"；小便不通，欲解不得为"闭"，一般合称"癃闭"。若小便量少难出，点滴而下，腹胀，舌红苔黄腻，此为湿热下注；若小便突然不通，或通而不畅，胁痛口苦，此为肝郁气滞；若小便滴沥不畅或尿如细线，腹胀满疼痛，舌紫暗，此为瘀浊阻塞；若小腹坠胀，小便欲解不得，或滴沥不爽，排尿无力，此为肾气亏虚。

西医学中各种原因引起的尿潴留及无尿症，如神经性尿闭、膀胱括约肌痉挛、尿道结石、尿路肿瘤、尿道损伤、尿道狭窄、前列腺增生症、脊髓炎等病所出现的尿潴留以及肾功能不全引起的少尿、无尿症，皆可参照本篇内容进行拔罐治疗。

病因病机

小便的通畅，有赖于肾和膀胱的气化作用。但从脏腑之间的整体关系来看，水液的吸收、运行、排泄，还有赖于三焦气化和肺、脾、肾的通调、转输、蒸化。湿热蕴结、肺热气壅、脾气不升、肾元亏虚、肝郁气滞、尿路阻塞均可致癃闭。

治疗

处方

主穴（图6-114、图6-115）：膀胱俞等腰骶部排罐。

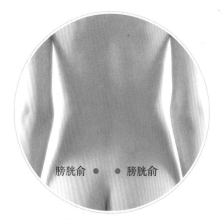

膀胱俞 ● ● 膀胱俞

图 6-114　膀胱俞

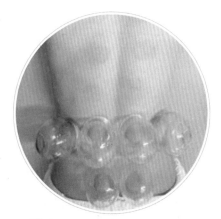

图 6-115　膀胱俞等腰骶部排罐

膀胱俞：在骶区，横平第2骶后孔，骶正中嵴旁开1.5寸。俯卧位，先摸到髂后上棘内缘下，其与背脊正中线之间为第2骶后孔，平齐该孔的椎体为第2骶椎，由此旁开2横指（食、中指）处即是本穴。

配穴（图6-116~图6-118）

（1）湿热下注者配阴陵泉、三阴交。

（2）肝郁气滞者配太冲。

阴陵泉：在小腿内侧，胫骨内侧髁后下方凹陷处。从下往上触摸小腿的内侧，左膝盖的膝盖骨下面，可摸到凸块（胫骨内侧髁），凸块的后下方凹陷处即为此穴。

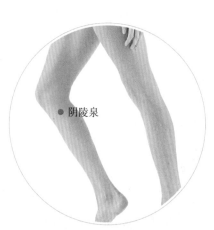

● 阴陵泉

图 6-116　阴陵泉

三阴交：在小腿内侧，当足内踝尖上 3 寸，胫骨内侧缘后方。即正坐屈膝成直角，在小腿内侧，四指并拢，以小指下缘紧靠内踝尖上，食指上缘所在水平线与胫骨后缘交点处为此穴。

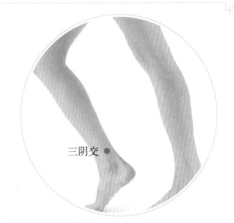

图 6-117　三阴交

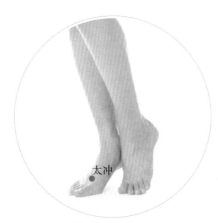

图 6-118　太冲

太冲：在足背侧，第 1、2 跖骨结合部前方凹陷处。由 1、2 脚趾间缝纹头向足背上推，至两骨联合前缘凹陷处即为此穴。

操作

留罐法：取上述诸穴，用闪火法拔罐后，留置 5~20 分钟，每日 1 次。

注意事项

拔罐疗法有一定疗效。若无效者，改用其他方法。

预防调护

1. 锻炼身体，增强抵抗力，起居生活要有规律，避免久坐少动。

2. 保持心情舒畅，消除紧张情绪，切勿忧思恼怒。

3. 消除外邪入侵和湿热内生的有关因素，如过食肥甘、辛辣、醇酒，或忍尿、纵欲过度等。

4. 积极治疗淋证、水肿、尿路肿块、结石等疾患。

5. 尿潴留需进行导尿者，必须严格执行规范操作。保留导尿管的病人，应经常保持阴部卫生。鼓励病人多饮水，保证病人每日尿量在 2500ml 以上，且宜导尿管每 4 小时开放一次。当病人能自动结出小便时，尽快拔出导尿管。

阳　痿

　　阳痿是指男子未临性功能衰退时期，出现阴茎不能勃起或勃起不坚，影响正常性生活的病证。若阳痿不举．畏寒肢冷，腰膝酸软，眩晕耳鸣，此为命门火衰；若阳痿不举，心悸易惊，胆怯多虑，此为惊恐伤肾；若阴茎痿软，勃而不坚，阴中潮湿臊臭，尿黄不畅，此为湿热下注；若阳痿，失眠健忘，纳少，心悸自汗，面色无华，此为心脾两虚。

　　西医学中各种功能及器质性疾病造成的阳痿，皆可参照本篇内容进行拔罐治疗。

病因病机

　　本病病机为肝、肾、心、脾受损，气血阴阳亏虚，阴络失荣；或肝郁湿阻，经络失畅导致宗筋不用。病位在宗筋，病变脏腑主要在肝、肾、心、脾。禀赋不足、劳伤久病，七情失调，饮食失节，外邪侵袭均可导致本病的发生。

治疗

　　处方

　　主穴（图6-119~图6-121）：肾俞、次髎等腰骶部排罐。

　　肾俞：在背部，当第2腰椎棘突下，旁开1.5寸。即由命门穴旁开双侧各2横指（中、食指）处为本穴。

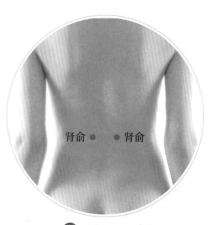

图 6-119　肾俞

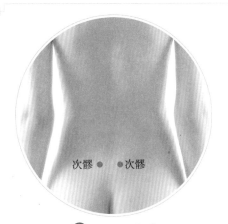

图 6-120　次髎

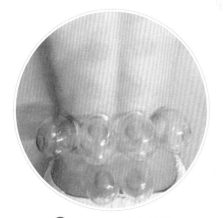

图 6-121　腰骶部排罐

次髎：在骶区，正对第 2 骶后孔中。俯卧，骨盆后面，从髂嵴最高点向内下方骶角两侧循摸一高骨突起，此处即是髂后上棘，与之平齐，骶骨正中突起处是第 1 骶椎棘突，髂后上棘与第 2 骶椎棘突之间，即第 2 骶后孔，即次髎穴。

配穴（图 6-122~ 图 6-126）

（1）命门火衰者配命门、三阴交。

（2）心脾两虚者配心俞、脾俞、足三里。

命门：在脊柱区，第 2 腰椎棘突下凹陷中，后正中线上。直立，由肚脐中作线环绕身体一周，该线与后正中线之交点即是本穴。

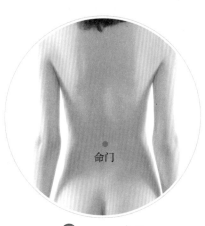

图 6-122　命门

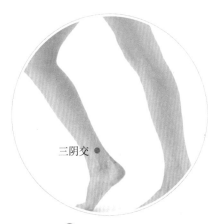

图 6-123　三阴交

三阴交：在小腿内侧，当足内踝尖上 3 寸，胫骨内侧缘后方。即正坐屈膝成直角，在小腿内侧，四指并拢，以小指下缘紧靠内踝尖上，食指上缘所在水平线与胫骨后缘交点处为此穴。

心俞：在背部，当第5胸椎棘突下，旁开1.5寸。由平双肩胛骨下角之椎骨（第7胸椎）往上推2个椎骨，即第5胸椎骨棘突下，双侧各旁开2横指（食、中指）处是本穴。

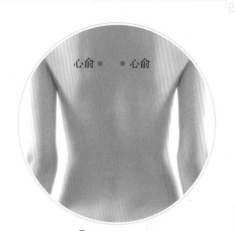

图 6-124　心俞

脾俞：在背部，当第11胸椎棘突下，旁开1.5寸。与肚脐中央相对应处即为第2腰椎，由第2腰椎往上摸3个椎体，即为第11胸椎，由其棘突下旁开2横指（食、中指）处即是本穴。

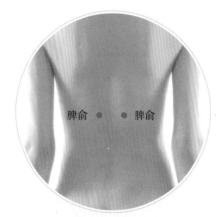

图 6-125　脾俞

足三里：在小腿前外侧，当犊鼻下3寸，距胫骨前缘1横指（中指）处。即由外膝眼向下量4横指，在腓骨与胫骨之间，由胫骨旁量1横指处。

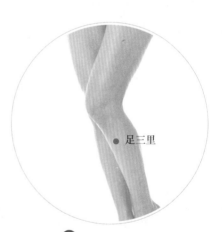

图 6-126　足三里

🌑 操作

针罐法：取上述诸穴（胸、背部穴位需注意，不可直刺或刺得太深），先针刺得气后，再吸拔火罐于针上，每日1次，留罐5~15分钟。

注意事项

对于无生殖器官畸形和损害，又无神经系统损害者，采用本法治疗有一定效果，但在治疗期间不宜行房事。

注意事项

预防调护

1. 节制性欲，切勿恣情纵欲、房事过频、手淫过度，宜清心寡欲、摒除杂念、怡情养心。

2. 不应过食醇酒肥甘，避免湿热内生，壅塞经络，造成阳痿。

3. 积极治疗易造成阳痿的原发病，如糖尿病、动脉硬化、甲状腺功能亢进、皮质醇增多症等。

4. 情绪低落、焦虑惊恐是阳痿的重要诱因。精神抑郁是阳痿患者难以治愈的主要因素。因此调畅情志、怡悦心情、防止精神紧张是预防及调护阳痿的重要环节。

肥胖症

概述

肥胖症是指因脂肪沉积过多，而超过标准体重20%。主要表现为皮下脂肪厚，两颊、肩、腹壁皮下脂肪积聚显著。一般分为轻度、中度、重度3种类型。轻度肥胖常无症状，中度肥胖常畏热多汗、易疲乏、呼吸短促、心悸、腹胀、下肢浮肿；重度肥胖者可出现胸闷气促、嗜睡，可并发冠心病、高血压、糖尿病、痛风及胆石症、脂肪肝等。

中医学认为，本病多因食入膏粱厚味或油腻食物过多，营养过剩，损伤脾胃而致脾胃虚弱或脾肾不足，从而导致新陈代谢功能紊乱，阴阳失调，致使体内脂肪沉积过多，日久则成本病。

病因病机

肥胖的病性是本虚标实，本虚表现以脾肾气虚为主，可兼见心肺气虚及肝胆疏泄失调；其标实以痰浊膏脂为主，兼有水湿、瘀血、气滞等。痰可化火，湿可蕴热。气郁日久也可化火，故又可见痰火、湿热、郁热、虚热之象。肥胖的病位主要在脾与肌肉，但与肾气虚衰关系密切，亦与肝胆以及肺功能失调相关，其病机主要是由于脾胃受损，运化失司，脾不能健运，木乘土虚，而成痰湿。日积月累痰湿积聚肌肉，经气不运而发胖。

治疗

处方

（1）中脘、天枢、足三里、阴陵泉（图6-127~图129）。

中脘：在腹部，脐中上4寸，于前正中线上。即脐中央与胸骨体下缘两点之中央是本穴。

天枢：在腹部，横平脐中，前正中线旁开2寸。即由脐中作一垂直于腹正中线的水平线，再由两乳头各作与前正中线的平行线，两者（过乳头平行线与过脐水平线）之交点，再取此交点与脐中的中点是本穴。

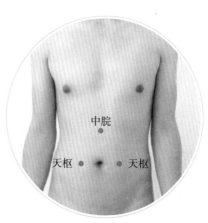

图6-127　中脘

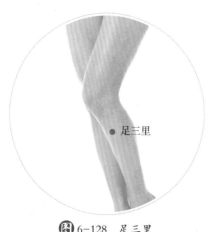

图6-128　足三里

足三里：在小腿前外侧，当犊鼻下3寸，距胫骨前缘1横指（中指）处。即由外膝眼向下量4横指，在腓骨与胫骨之间，由胫骨旁量1横指处。

阴陵泉：在小腿内侧，胫骨内侧髁后下方凹陷处。从下往上触摸小腿的内侧，在膝盖骨下面，可摸到凸块（胫骨内侧髁），凸块的后下方凹陷处即为此穴。

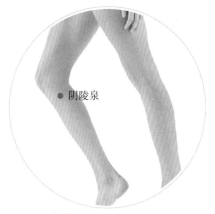

图 6-129　阴陵泉

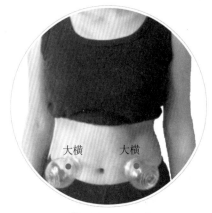

图 6-130　大横

（2）大横、气海、丰隆、三阴交（图 6-130~图 6-133）。

大横：在腹部，脐中旁开 4 寸。即仰卧位，由两乳头向下作与前正中线的平行线，再由脐中央作一水平线，三线之两个交点是本穴。

气海：在下腹部，脐中下 1.5 寸，前正中线上。即肚脐直下 2 横指（食、中指）处是本穴。

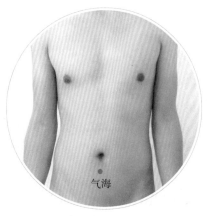

图 6-131　气海

丰隆：在小腿前外侧，当外踝尖上 8 寸，距胫骨前缘 2 横指。即在小腿前外侧，膝中水平线（前平膝盖下缘，后平腘横纹）与外踝尖连线的中点，距胫骨前缘约 2 横指（食、中指）处凹陷中为此穴。

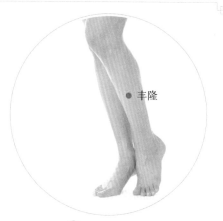

图 6-132　丰隆

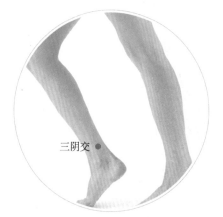

图 6-133　三阴交

三阴交：在小腿内侧，当足内踝尖上 3 寸，胫骨内侧缘后方。即正坐屈膝成直角，在小腿内侧，四指并拢，以小指下缘紧靠内踝尖上，食指上缘所在水平线与胫骨后缘交点处为此穴。

操作

①腹部排罐（图 6-134）：再吸拔火罐于腹上，每日 1 次，留罐 5~15 分钟。

②留罐法：上述诸穴拔罐 15 分钟。每日治疗 1 次，两组穴位交替进行，10 次为一疗程，休息 3 天后进行第 2 疗程治疗。

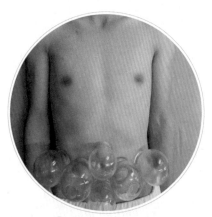

图 6-134　腹部排罐

注意事项

必须持之以恒进行治疗，才可收效，不要期望立竿见影，一劳永逸。

预防调护

1.治疗同时，患者少食高热量的甜食、乳制品、酒等，多吃蔬菜、水果、低脂肪等食物。

2.治疗中适当减少饮食，并配合一定的锻炼。

第七章

妇科病证

月经不调

概述

月经不调是指月经周期异常的月经病，临床以月经先期或月经后期或月经先后不定期，常伴有经量、经质、经色的异常为特征，为妇科常见病。若见月经提前，经量或多或少，质稀色淡，此为气不摄血；若月经提前，量多，色红质黏，大便干结，此为血热内扰；若月经延后，量少，色暗有血块，小腹冷痛，为血寒凝滞；若月经周期先后不定期，经量或多或少，胁胀连及两乳，此为肝气郁滞。

西医学功能失调性子宫出血，出现月经先期或月经后期或月经先后不定期征象者属于本病范畴，皆可参照本篇内容进行拔罐治疗。

病因病机

中医认为月经与肝、脾、肾关系密切，肾气旺盛，肝脾调和，充任脉盛，则月经按时而下。素体阳盛，过食辛辣，热伏冲任；或肝郁化火，热扰血海；或久病阴亏，阴虚内热，热扰冲任；或饮食不节，劳倦过度，思虑伤脾，因而统摄无权，冲任不固，而致月经先期。外感寒邪，血为寒凝；或久病伤阳，影响血运；或久病体虚，阴血亏损；或饮食劳倦，思虑伤脾，化源不足，而致月经后期。情志抑郁，疏泄失常；或肝气不疏，血为气滞；或肾气亏虚，失其封藏，冲任失调，以致血海溢蓄失常，使月经先后无定期。

治疗

处方

主穴（图 7-1、图 7-2）：三阴交、血海。

三阴交：在小腿内侧，当足内踝尖上 3 寸，胫骨内侧缘后方。即正坐屈膝成直角，在小腿内侧，四指并拢，以小指下缘紧靠内踝尖上，食指上缘所在水平线与胫骨后缘交点处为此穴。

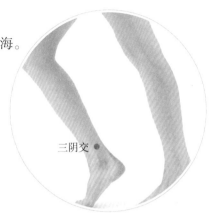

图 7-1　三阴交

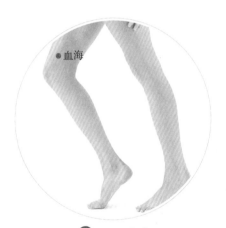

图 7-2　血海

血海：屈膝，在大腿内侧，髌底内侧端上 2 寸，当股四头肌内侧头的隆起处。即屈膝，以一侧手掌放于另一侧膝上，二至五指向上伸直，拇指与食指约成 45°角斜置，拇指尖下为此穴。

配穴（图 7-3~图 7-7）

（1）气不摄血者配脾俞、足三里、气海。

（2）血寒凝滞者配膈俞、命门。

脾俞：在背部，当第 11 胸椎棘突下，旁开 1.5 寸。与肚脐中央相对应处即为第 2 腰椎，由第 2 腰椎往上摸 3 个椎体，即为第 11 胸椎，由其棘突下旁开 2 横指（食、中指）处即是本穴。

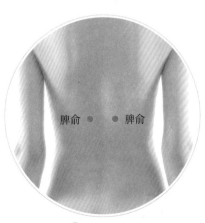

图 7-3　脾俞

足三里：在小腿前外侧，当犊鼻下3
寸，距胫骨前缘1横指处。即由外膝眼向
下量4横指，在腓骨与胫骨之间，由胫骨
旁量1横指（中指）处。

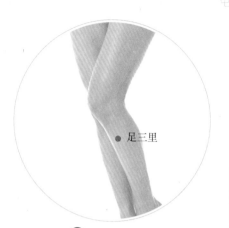

图 7-4　足三里

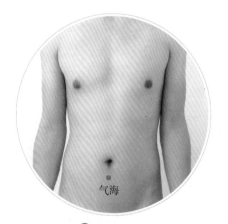

图 7-5　气海

气海：在下腹部，脐中下1.5寸，前正
中线上。即肚脐直下2横指（食、中指）处
是本穴。

膈俞：在背部，当第7胸椎棘突下，
旁开1.5寸。即在背部，与肩胛骨下缘平
齐（即第7胸椎棘突下），旁开2横指（食、
中指）处为此穴。

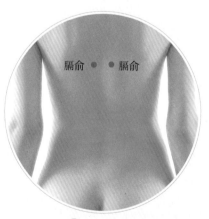

图 7-6　膈俞

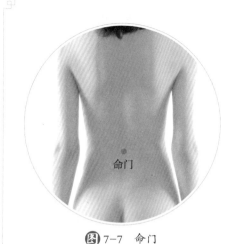

命门：在脊柱区，第2腰椎棘突下凹陷中，后正中线上。直立，由肚脐中作线环绕身体一周，该线与后正中线之交点即是本穴。

图 7-7 命门

操作

针罐法：取上述诸穴（胸、背部穴位需注意，不可直刺或刺得太深），先针刺腧穴得气后，再用闪火法将罐吸拔于针上，留置 5~10 分钟。

注意事项

经行期间不宜对下腹部的穴位进行治疗。

预防调护

1. 患者应注意经期忌食生冷。

2. 重视心理调护，避免不良的情志刺激，减轻体力劳动。尤其是月经期，要保持心情舒畅，消除紧张、恐惧情绪，有利于早日康复。

3. 本病一般应在经前 2~3 天开始治疗，至经后 2~3 天为一疗程，每月治疗 1 疗程。

痛 经

概述

妇女在月经前后或月经期中发生周期性小腹疼痛或痛引腰骶，甚至剧痛晕厥者，称为痛经。本病以青年女性多见。根据其临床表现不同，有寒凝血瘀、气滞血瘀之分。若疼痛剧烈，小腹冷痛，喜温拒按，血色深暗兼有血块，畏寒肢冷者，为寒凝血瘀；若刺痛拒按，血色深并夹有血块，伴有乳房胀痛者，为气滞血瘀。

西医学中原发性痛经与继发性痛经而表现痛经特征者，皆可参照本篇内容进行拔罐治疗。

 病 因 病 机

痛经多由情志不调，肝气郁结，血行受阻；或经期受寒饮冷，坐卧湿地，冒雨涉水，寒湿之邪客于胞宫，气血运行不畅所致；或由脾胃素虚，或大病久病，气血虚弱，或禀赋素虚，肝肾不足，精血亏虚，加之行经之后精血更虚，胞脉失养而引起痛经。

治疗

处方

主穴（图7-8、图7-9）：关元，归来。

关元：在下腹部，脐中下3寸，前正中线上。即脐中直下4横指处是本穴。

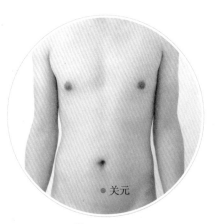

图7-8　关元

归来：在下腹部，当脐中下4寸，距前正中线2寸。取卧位，关元穴下1横指，旁开2横指（大拇指），即为此穴。

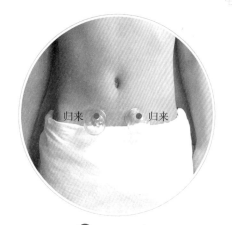

图7-9　归来

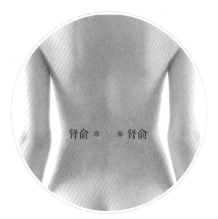

图7-10　肾俞

配穴（图7-10～图7-12）

（1）寒凝血瘀加肾俞。

（2）气滞血瘀加气海、肝俞。

肾俞：在背部，当第2腰椎棘突下，旁开1.5寸。即由命门穴旁开双侧各2横指（中、食指）处为本穴。

气海：在下腹部，脐中下1.5寸，前正中线上。即肚脐直下2横指（食、中指）处是本穴。

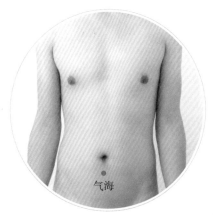

图7-11　气海

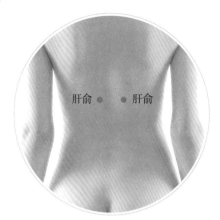

肝俞：在背部，当第9胸椎棘突下，旁开1.5寸。即在背部，与肩胛骨下缘平齐（第7胸椎棘突下），向下推数2个棘突，为第9胸椎棘突下，旁开2横指（食、中指）处，为此穴。

图7-12 肝俞

⚘ 操作

①留罐法：患者取侧卧位或俯伏坐位，选择大小适宜的火罐，用闪火法、贴棉法等方法，将罐拔于以上穴位，根据所拔罐的负压大小及患者的皮肤情况，留罐15~20分钟，每日2次，上下午各1次。

②走罐法（图7-13、图7-14）：患者取俯卧位，充分暴露背部，将背部涂上适量的润滑油，根据病人的身体胖瘦，选择适当大小的火罐，用闪火法将罐拔在患者的背部，然后沿带脉、足太阳膀胱经两侧和督脉在腰骶部的循行线上下来回走罐多次，直到循行线上的皮肤出现明显的痧斑为止，起罐后将背部的润滑油擦拭干净。每日1次。

③针罐法：患者取仰卧位，将关元穴位消毒，用毫针针刺，使患者产生针感向会阴部放射，然后在针上拔罐，留罐10~15分钟，至皮肤出现红色瘀斑后起罐拔针。

足太阳膀胱经背部走行：在背部，后正中线左右旁开1.5寸、3寸直线上，共4条直线。

督脉背部走行：在背部，当后正中线上。

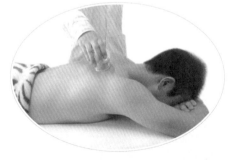

a

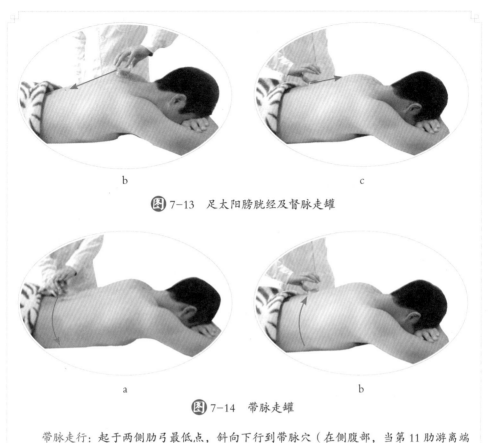

b   c

图 7-13   足太阳膀胱经及督脉走罐

a   b

图 7-14   带脉走罐

带脉走行：起于两侧肋弓最低点，斜向下行到带脉穴（在侧腹部，当第 11 肋游离端下方垂线与脐水平线的交点上），绕身一周。

注意事项

1. 拔罐时要保持室内温度。拔罐法治疗痛经可在月经前数天施术，实证痛经在经前 10 天开始治疗，虚证痛经在经前 3~5 天开始治疗，可起到预防作用。

2. 平时要加强体育锻炼，注意情志调节，消除忧虑、紧张、恐慌心理。注意经期卫生，避免剧烈运动和过于劳累。

预防调护

1. 注意经期保暖，不可过用寒凉或滋腻的药物，忌服生冷之品。
2. 注意经期、产后卫生，预防外邪入侵，避免受寒，减少痛经发生。
3. 保持精神愉快，气机畅达则经血流畅。

带下病

概述

带下量明显增多，色、质、气味发生异常，或有全身或局部症状者，称为带下病。各年龄妇女均可发病。根据其临床表现不同，有湿热、寒湿之分。若带下色黄质稠，有臭味，或呈豆腐渣样，伴有外阴瘙痒，小腹疼痛，口苦口黏者，为湿热；若带下色白或黄，质清稀，无臭，伴有畏寒肢冷，小腹冷感，小便清长者，为寒湿。

西医学中各类阴道炎、宫颈炎、盆腔炎、内分泌失调而表现带下特征者，皆可参照本篇内容进行拔罐治疗。

病因病机

带下病多由于冲任不固，带脉失约，以致水湿浊液下注而成。外感湿毒，郁而化热，或饮食劳倦，脾虚运化失常，水湿内停，郁久而化热，湿热下注；素体肾气不足，下元亏损，或产后房劳，亦可导致带脉失约，冲任不固，遂致带下。其中黄带者为脾经湿热，白带者多属虚寒。临床以脾虚、肾虚及湿热下注引起者为多。

治疗

处方

主穴（图 7-15~ 图 7-17）：带脉，白环俞，次髎。

带脉：在侧腹部，章门下 1.8 寸，当第 11 肋骨游离端下方垂线与脐水平线的交点上。章门为弯曲肘接触侧腹时，肘碰到身体部位。带脉高度大致与肚脐相同。

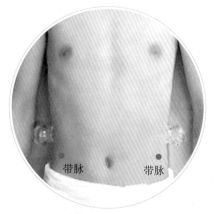

图 7-15　带脉

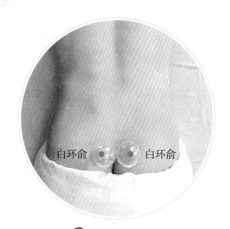

图 7-16　白环俞

白环俞：在骶部，当骶正中嵴旁1.5寸，平第4骶后孔。

次髎：在骶部，当髂后上棘内下方，适对第2骶后孔处。俯卧，从髂嵴最高点向内下方循摸一高骨突起，即是髂后上棘，与之平齐，髂骨正中突起处是第1骶椎棘突，髂后上棘与第2骶椎棘突之间即第2骶后孔，即为此穴。

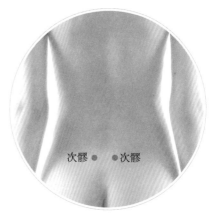

图 7-17　次髎

配穴（图 7-18~图 7-23）

（1）湿热：加大椎、阴陵泉、三阴交。

（2）寒湿：加肾俞、足三里、阳陵泉。

大椎：在后正中线上，第7颈椎棘突下凹陷中。略低头，颈部后正中线上，最突起处即为第7颈椎棘突，或转动颈部，随之而动的棘突为第7颈椎棘突，其下方凹陷中即为此穴。

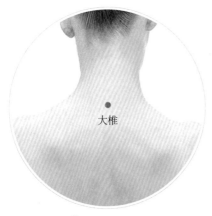

图 7-18　大椎

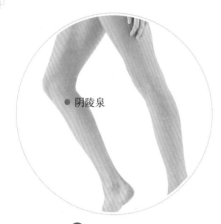

阴陵泉：在小腿内侧，胫骨内侧髁后下方凹陷处。从下往上触摸小腿的内侧，在膝盖骨下面，可摸到凸块（胫骨内侧髁），凸块的后下方凹陷处即为此穴。

图 7-19　阴陵泉

三阴交：在小腿内侧，当足内踝尖上3寸，胫骨内侧缘后方。即正坐屈膝成直角，在小腿内侧，四指并拢，以小指下缘紧靠内踝尖上，食指上缘所在水平线与胫骨后缘交点处为此穴。

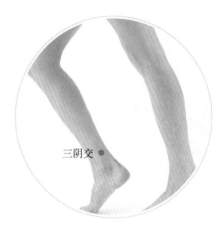

图 7-20　三阴交

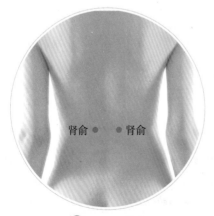

图 7-21　肾俞

肾俞：在背部，当第2腰椎棘突下，旁开1.5寸。即由命门穴旁开双侧各2横指（中、食指）处为本穴。

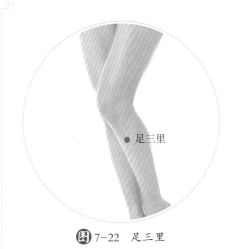

足三里：在小腿前外侧，当犊鼻下3寸，距胫骨前缘1横指处。即由外膝眼向下量4横指，在腓骨与胫骨之间，由胫骨旁量1横指（中指）处。

图 7-22　足三里

阳陵泉：在小腿外侧，当腓骨头前下方凹陷处。即小腿外侧，膝盖外下方，以拇指指腹按于腓骨头，拇指向下斜指胫骨前嵴，拇指尖所指之处为此穴。

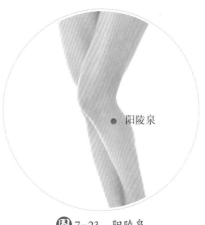

图 7-23　阳陵泉

🔮 操作

①留罐法：患者取俯卧位，选择大小适宜的火罐，用闪火法、贴棉法等方法，将罐拔于以上穴位，根据所拔罐的负压大小及个人的皮肤情况，留罐15~20分钟，每日2次，上下午各1次。

②针罐法：常规消毒主穴，湿热者，针刺得气后于针刺位置拔罐（胸、背部穴位需注意，不可直刺或刺得太深），寒湿者可拔罐后加温灸，留罐5~15分钟，至皮肤出现红色瘀斑起罐拔针。

注意事项

1. 拔罐时要保持室内温度，起罐后要立即穿好衣服，防止外邪入侵。

2. 拔罐疗法不适用于癌性病变和阴道异物引起的带下病。

预防调护

1. 保持外阴清洁干爽，勤换内裤。注意经期、产后卫生，禁止盆浴。

2. 经期勿冒雨涉水或久居阴湿之地，以免感受湿邪。不宜过食肥甘或辛辣之品，以防滋生湿热。患者应避免游泳或使用公共洁具。

3. 对具有交叉感染的带下病，在治疗期间需禁止性生活，性伴侣应同时接受治疗。

4. 做好计划生育工作，避免感染。

5. 定期进行妇科体检普查，及时发现病变。

产后缺乳

概述

产后哺乳期内，产妇乳汁甚少或全无者，称为缺乳。根据其临床表现不同，有肝郁气滞、痰浊阻滞之分。若产后乳少，乳房胀痛，乳汁稠，伴胸胁胀满，情志抑郁者，为肝郁气滞；若产后乳少，乳房硕大或下垂不胀满，乳汁不稠，形体肥胖，胸闷痰多者，为痰浊阻滞；气血虚弱型：见产后乳少，甚或全无，乳汁清稀，乳房柔软，无胀感，伴面色苍白或萎黄，食少倦怠，舌淡。

西医学中乳汁分泌不良、乳腺发育不良者，皆可参照本篇内容进行拔罐治疗。

病因病机

乳汁由气血化生，资于冲任，赖于肝气疏泄与调节。素体脾胃虚弱，或孕期、产后调摄失宜，或产后思虑过度伤脾，则气血生化不足；孕妇年岁已高，气血渐衰，或产后失血过多，操劳过度，均可致气血不足；产后七情所伤，情志抑郁，肝失条达，气机不畅，乳络不通，乳汁运行受阻，也可导致少乳。

治疗

⊙ 处方

主穴（图7-24、图7-25）：乳根，
足三里。

乳根：在胸部，当乳头直下，乳房根
部，第5肋间隙，距前正中线4寸。取卧
位，乳头向下推数第1个肋间隙，即为
此穴。

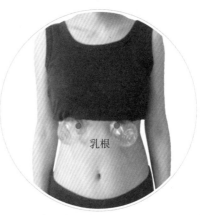

图 7-24　乳根

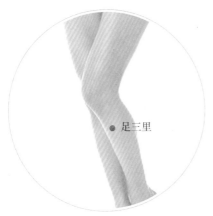

图 7-25　足三里

足三里：在小腿前外侧，当犊鼻下3
寸，距胫骨前缘1横指处。即由外膝眼向
下量4横指，在腓骨与胫骨之间，由胫骨
旁量1横指（中指）处。

配穴（图7-26~图7-29）

（1）肝郁气滞：加肝俞、胃俞。

（2）痰浊阻滞：加胃俞、丰隆、
阴陵泉。

肝俞：在背部，当第9胸椎棘突下，
旁开1.5寸。即在背部，与肩胛骨下缘平
齐（第7胸椎棘突下），向下推数2个棘突，
为第9胸椎棘突下，旁开2横指(食、中指)
处，为此穴。

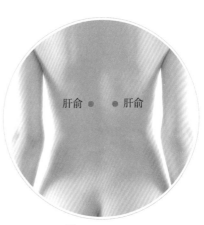

图 7-26　肝俞

113

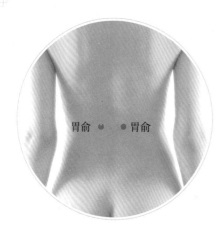

图 7-27　胃俞

胃俞：在背部，当第 12 胸椎棘突下，旁开 1.5 寸。与肚脐中相对应处为第 2 腰椎，由第 2 腰椎往上摸 2 个椎体，即为第 12 胸椎，由其棘突下旁开食、中 2 横指处即是本穴。

丰隆：在小腿前外侧，当外踝尖上 8 寸，距胫骨前缘 2 横指（中指）。即在小腿前外侧，膝中水平线（前平膝盖下缘，后平腘横纹）与外踝尖连线的中点，距胫骨前缘约 2 横指处凹陷中为此穴。

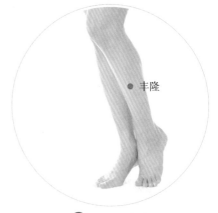

图 7-28　丰隆

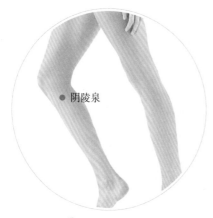

图 7-29　阴陵泉

阴陵泉：在小腿内侧，胫骨内侧髁后下方凹陷处。从下往上触摸小腿的内侧，在膝盖骨下面，可摸到凸块（胫骨内侧髁），凸块的后下方凹陷处即为此穴。

操作

留罐法：患者侧卧位或俯伏坐位，选择大小适宜的火罐，用闪火法、贴棉法等方法，将罐拔于以上穴位，根据所拔罐的负压大小及个人的皮肤情况，留罐15~20分钟，每日2次，上下午各1次。

注意事项

1. 拔罐时要保持室内温度，治疗期间保持精神舒畅，保证足够营养。

2. 左侧乳根刺激不宜过大。

预防调护

1. 产妇应做好乳头护理，保持乳头清洁。

2. 加强产后营养，补充蛋白质食物和蔬菜，以及充足的水分。

3. 提倡早期哺乳，定时哺乳，促进乳汁分泌。

4. 保持态度乐观，心情舒畅。适当锻炼，维护气血和调。

更年期综合证

概述

更年期综合征，又称"绝经前后诸症"。指妇女在绝经前后，围绕月经紊乱或绝经，出现如眩晕耳鸣、烘热汗出、烦躁易怒、潮热面红、心悸失眠，或腰背酸楚、面浮肢肿、纳呆便溏，或皮肤蚁行感、情志不宁等症状。若月经紊乱，色鲜红，量或多或少，阴道干涩，腰膝酸软，潮热盗汗，五心烦热，舌红少苔，脉细数，此为肝肾阴虚；若月经后愆或停闭，行则量多，色淡质稀或淋漓不止，腰酸肢冷，面浮肢肿，舌淡胖，苔白滑，脉沉细无力，此为肾阳亏虚。

西医学中的围绝经期综合征（更年期综合征）属于本病范畴。双侧卵巢切除或放射治疗后，或早发绝经卵巢功能衰竭而致诸症，皆可参照本篇内容进行拔罐治疗。

病因病机

妇女至绝经前后，肾气渐亏，天癸将竭，精血不足，阴阳平衡失调，出现肾阴不足，阳失潜藏，或肾阳虚衰，经脉失于温养等肾阴肾阳偏盛偏衰现象，导致脏腑功能失常。肾阴不足而肝阳上亢，肾阳虚弱，脾失健运而生痰湿，其中肾虚是致病之本。

治疗

处方

主穴（图7-30~图7-33）：肾俞，关元，三阴交，肝俞。

肾俞：在背部，当第2腰椎棘突下，旁开1.5寸。即由命门穴旁开双侧各2横指（中、食指）处为本穴。

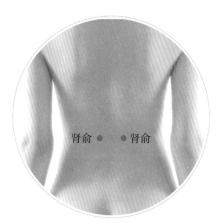

图7-30 肾俞

关元：在下腹部，脐中下3寸，前正中线上。即脐中直下4横指处是本穴。

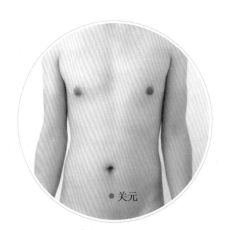

图7-31 关元

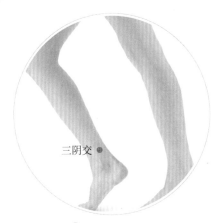

三阴交：在小腿内侧，当足内踝尖上3寸，胫骨内侧缘后方。即正坐屈膝成直角，在小腿内侧，四指并拢，以小指下缘紧靠内踝尖上，食指上缘所在水平线与胫骨后缘交点处为此穴。

图 7-32　三阴交

肝俞：在背部，当第9胸椎棘突下，旁开1.5寸。即在背部，与肩胛骨下缘平齐（第7胸椎棘突下），向下推数2个棘突，为第9胸椎棘突下，旁开2横指（食、中指）处，为此穴。

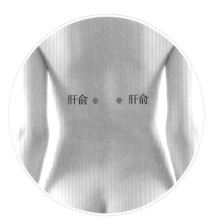

图 7-33　肝俞

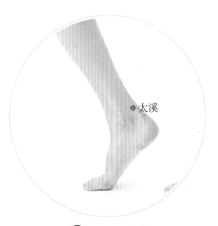

图 7-34　太溪

配穴（图 7-34～图 7-37）

（1）肝肾阴虚配太溪、神门。

（2）肾阳亏虚配命门、心俞。

太溪：在足内侧，内踝后方，当内踝尖与跟腱间的凹陷处。即在足跟内上侧，内踝后方，内踝尖与后正中跟腱之间的凹陷处为此穴。

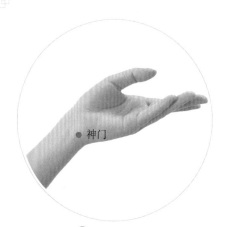

图 7-35　神门

神门：在腕部，腕掌侧横纹尺侧端，尺侧腕屈肌腱的桡侧凹陷处。即在腕部，腕掌侧横纹中，在前臂三条肌腱中，小指侧的肌腱（尺侧腕屈肌腱）的桡侧凹陷处为此穴。

命门：在脊柱区，第2腰椎棘突下凹陷中，后正中线上。直立，由肚脐中作线环绕身体一周，该线与后正中线之交点即是本穴。

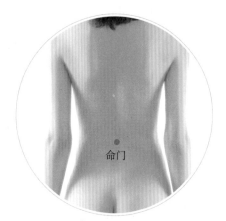

图 7-36　命门

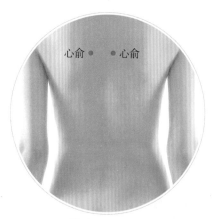

图 7-37　心俞

心俞：在背部，当第5胸椎棘突下，旁开1.5寸。由平双肩胛骨下角之椎骨（第7胸椎）往上推2个椎骨，即第5胸椎骨棘突下，双侧各旁开2横指（食、中指）处是本穴。

> ⊕ **操作**
>
> 针罐法：取上述诸穴，先用针刺诸穴得气后（胸、背部穴位需注意，不可直刺或刺得太深），再用闪火法吸罐于针柄上。留置 5~10 分钟。每日 1 次，10 天为一疗程。

注意事项

1. 症状较严重时，应到妇科医院就诊，在医生指导下对症处理，必要时补充雌激素治疗。精神症状明显时可短期服用安定治疗。

2. 可以服用一些维生素类药物，如维生素 C、维生素 E、维生素 B_6 等。

3. 绝经后应服用一些乳酸钙或葡萄糖酸钙等钙制剂和贴敷雌激素的透皮贴剂，以预防骨质疏松症。

预防调护

1. 在治疗期间应加以心理治疗，如精神安慰。

2. 嘱劳逸结合，做好绝经前后的保健。

子宫脱垂（阴挺）

概述

妇女子宫下脱，甚则脱出阴户之外，或阴道壁膨出，统称为阴挺。本病多发生在女性分娩后，由分娩损伤所致。根据其临床表现不同，有气虚、肾虚之分。若子宫或阴道壁脱出于阴道口外，劳则加重，小腹下坠，神倦懒言，四肢乏力者，为气虚；若子宫下脱日久，头晕耳鸣，腰膝酸软冷痛者，为肾虚。

西医学中子宫脱垂、阴道壁膨出而表现阴挺特征者，皆可参照本篇内容进行拔罐治疗。

病因病机

本病多因分娩时用力过度，或产后过早体力劳动，以致脾虚气弱，中气受损而气虚下陷；或因禀赋虚弱，孕育过多，房劳伤肾，以致络脉损伤不能维系胞宫，而成阴挺。

治疗

🌀 **处方**

主穴（图7-38~图7-40）：气海，关元，归来。

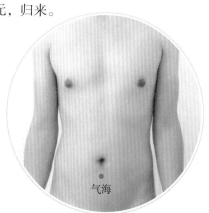

气海：在下腹部，脐中下1.5寸，前正中线上。即肚脐直下2横指（食、中指）处是本穴。

图7-38 气海

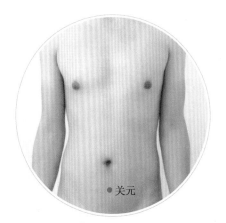

图7-39 关元

关元：在下腹部，脐中下3寸，前正中线上。即脐中直下4横指处是本穴。

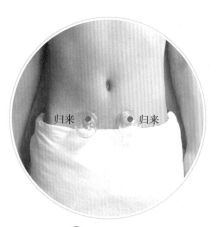

归来：在下腹部，当脐中下4寸，距前正中线2寸。取卧位，关元穴下1横指（中指），旁开2横指（大拇指），即为此穴。

图7-40 归来

配穴（图7-41、图7-42）

（1）气虚：加中极。

（2）肾虚：加肾俞。

中极：在下腹部，前正中线上，当脐中下4寸。取穴时，可采用仰卧的姿势，中极穴位于人体下腹部，前正中线上，将耻骨和肚脐连线5等分，由下向上1/5处即为该穴。

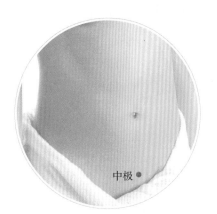

图 7-41　中极

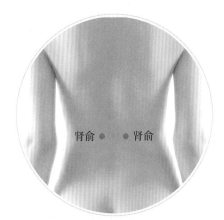

图 7-42　肾俞

肾俞：在背部，当第2腰椎棘突下，旁开1.5寸。即由命门穴旁开双侧各2横指（中、食指）处为本穴。

⦿ 操作

留罐法：取侧卧位或俯伏坐位，选择大小适宜的火罐，用闪火法、贴棉法等方法，将罐拔于以上穴位，根据所拔罐的负压大小及个人的皮肤情况，留罐15~20分钟，每日2次，上下午各1次。

㊟㊟㊟㊟

1. 拔罐时要保持室内温度，起罐后要立即穿好衣服。

2. 治疗期间应注意护理坚持做骨盆肌肉锻炼。

预防调护

1.妇女应坚持新法接生，注意产褥期预防保健。

2.脱垂者应避免重体力劳动，保持大便通畅，慢性咳嗽者应积极治疗。

3.患者宜卧床休息，防风寒，忌食辛辣燥烈之物。

第八章 儿科病证

痄 腮

概述

痄腮是由时邪引起的一种急性传染病，以发热、耳下舌部肿胀疼痛为主要特征。本病四季均可发病，冬春两季多见。多发于 3 岁以上儿童。感染本病后绝大多数患者可获得终身免疫。根据其临床表现不同，有邪犯少阳、热毒蕴结之分。若一侧或两侧腮部漫肿疼痛，咀嚼不利，轻微发热恶寒，咽红纳少者，为邪犯少阳；若一侧或两侧耳下腮部漫肿疼痛，坚硬拒按，张口咀嚼困难，壮热，头痛，烦躁者，为热毒蕴结。

西医学中流行性腮腺炎、化脓性腮腺炎表现痄腮特征者，皆可参照本篇内容进行拔罐治疗。

病因病机

痄腮多因外感风热邪毒，从口鼻而入，挟痰化火，遏阻少阳、阳明经脉，郁而不散，失于疏泄，结于腮部所致。少阳与厥阴为表里，足厥阴之脉循少腹络阴器，若受邪较重则常并发少腹痛、睾丸肿胀；若温毒炽盛，热极生风，内窜心肝，则出现高热、昏迷、痉厥等变证。

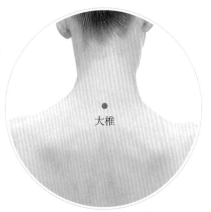

图 8-1　大椎

治疗

处方

主穴（图 8-1、图 8-2）：大椎，颊车。

大椎：在后正中线上，第 7 颈椎棘突下凹陷中。略低头，颈部后正中线上，最突起处即为第 7 颈椎棘突，转动颈部，随之而动的棘突为第 7 颈椎棘突，其下方凹陷中即为此穴。

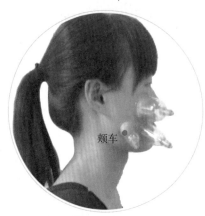

图 8-2　颊车

颊车：在面部，下颌角前上方 1 横指（中指）处。如上齿用力咬紧，有一肌肉（咬肌）凸起，放松时，用手切掐有陷并酸胀处是穴。

配穴（图 8-3~ 图 8-6）

（1）邪犯少阳：加肺俞、心俞。

（2）热毒蕴结：加肝俞、胆俞。

肺俞：在背部，当第 3 胸椎棘突下，旁开 1.5 寸。即由大椎穴往下推 3 个椎骨为第 3 胸椎，由此椎棘突下双侧旁开 2 横指（食、中指）处是本穴。

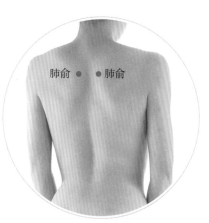

图 8-3　肺俞

心俞：在背部，当第5胸椎棘突下，旁开1.5寸。由平双肩胛骨下角之椎骨（第7胸椎）往上推2个椎骨，即第5胸椎骨棘突下，双侧各旁开2横指（食、中指）处是本穴。

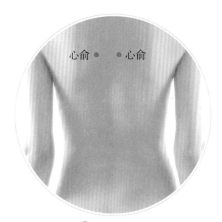

图8-4　心俞

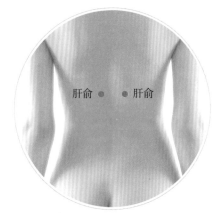

图8-5　肝俞

肝俞：在背部，当第9胸椎棘突下，旁开1.5寸。即在背部，与肩胛骨下缘平齐（第7胸椎棘突下），向下推数2个棘突，为第9胸椎棘突下，旁开2横指（食、中指）处，为此穴。

胆俞：在背部，当第10胸椎棘突下，旁开1.5寸。即由第7胸椎（平双肩胛骨下角之椎骨）再向下摸3个椎体，为第10胸椎，其棘突下旁开2横指（食、中指）处，是本穴。

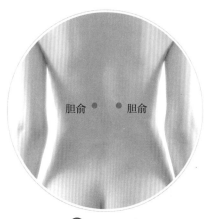

图8-6　胆俞

操作

①走罐法（图8-7）：患儿取俯伏坐位或俯卧位，充分暴露背部，将背部涂上适量的润滑油，根据身体胖瘦，选择适当大小的火罐，用闪火法将罐拔在患儿的背部，然后沿足太阳膀胱经两侧的循行线上下来回走罐多次，直到循行线上的皮肤出现明显的瘀斑为止，接着将罐留在大椎穴5分钟，起罐后将背部的润滑油擦拭干净。每日1次。

②留罐法：患儿取俯卧位，选择大小适宜的火罐，用闪火法、贴棉法等方法，将罐拔于以上穴位，根据所拔罐的负压大小及患者的皮肤情况，留罐10~15分钟，每日2次，上下午各1次。

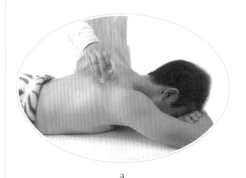

a

足太阳膀胱经背部走行：在背部，后正中线左右旁开1.5寸、3寸直线上，共4条直线。

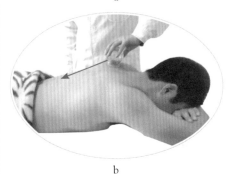

b

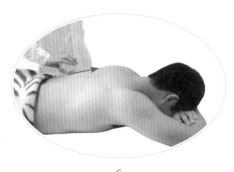

c

图 8-7 足太阳膀胱经走罐

注意事项

1. 对婴幼儿患者针刺宜浅、宜轻。

2. 拔罐时要保持室内温度，儿童拔罐时间不宜过长。患儿在拔罐期间要注意保暖，起罐后要立即穿好衣服，或覆被助汗。

3. 治疗期间应注意护理，发热者需适当休息，饮食宜清淡。

（预）（防）（调）（护）

1. 本病流行期间，应避免公共场合交叉感染。发病期间应隔离治疗，直至肿胀消退 3 天为止。

2. 居室应注意空气流通，衣物用具等应煮沸消毒。患儿应卧床休息，直至肿消热退。

3. 予患儿清淡易消化食物，多饮开水，保证充足的液体摄入。

4. 密切观察高热、头痛、嗜睡患儿的病情，及时发现并发症，睾丸肿大痛甚者，局部可予以冷敷，并用纱布做成吊带，将肿胀的阴囊托起。

百日咳

（概）（述）

百日咳是小儿感受百日咳时邪引起的肺系传染病，以阵发性痉挛性咳嗽，咳末有特殊的鸡鸣样吸气性吼声为特征。本病四季均可发生，尤以冬春两季为多。5 岁以下婴幼儿最易发病。根据其临床表现不同，有邪犯肺卫、痰火阻肺之分。若初期类似感冒症状，痰稠、咳吐不畅者，为邪犯肺卫；若阵发性痉挛性咳嗽频作，咳末需吐出痰涎及食物者，为痰火阻肺。

西医学中由副百日咳杆菌或腺病毒引起的百日咳，表现百日咳特征者，皆可参照本篇内容进行拔罐治疗。

（病）（因）（病）（机）

本病病因为感受百日咳时邪所致。百日咳时邪侵入肺系，夹痰交结气道，导致肺失肃降，肺气上逆为其主要病因病机。百日咳病变脏腑以肺为主，初犯肺卫，继则由肺而影响肝、胃、大肠、膀胱，重者可内陷心肝。

治疗

处方

主穴（图 8-8、图 8-9）：大椎，风门，肺俞。

大椎：在后正中线上，第7颈椎棘突下凹陷中。略低头，颈部后正中线上，最突起处即为第7颈椎棘突，转动颈部，随之而动的棘突为第7颈椎棘突，其下方凹陷中即为此穴。

风门：在脊柱区，第2胸椎棘突下，后正中线旁开1.5寸。即由大椎穴往下推2个椎骨即为第2胸椎，由此椎棘突下双侧旁开2横指（食、中指）处为本穴。

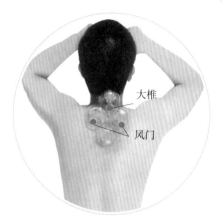

图8-8　大椎、风门

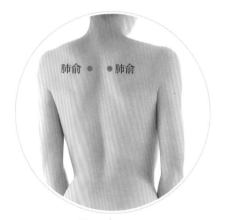

图8-9　肺俞

肺俞：在背部，当第3胸椎棘突下，旁开1.5寸。即由大椎穴往下推3个椎骨为第3胸椎，由此椎棘突下双侧旁开2横指（食、中指）处是本穴。

配穴（图8-10～图8-13）

（1）邪犯肺卫：加身柱、脾俞。

（2）痰火阻肺：加胃俞、丰隆。

身柱：在脊柱区，第3胸椎棘突下凹陷中，后正中线上。即由大椎穴往下推3个椎骨为第3胸椎，此椎棘突下是本穴。

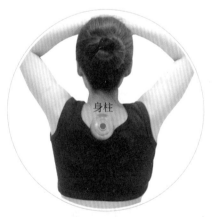

图8-10　身柱

脾俞：在背部，当第11胸椎棘突下，旁开1.5寸。与肚脐中央相对应处即为第2腰椎，由第2腰椎往上摸3个椎体，即为第11胸椎，由其棘突下旁开2横指（食、中指）处即是本穴。

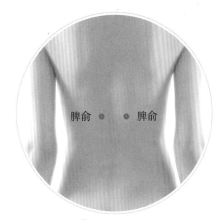

图8-11　脾俞

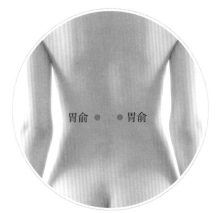

图8-12　胃俞

胃俞：在背部，当第12胸椎棘突下，旁开1.5寸。与肚脐中相对应处为第2腰椎，由第2腰椎往上摸2个椎体，即为第12胸椎，由其棘突下旁开食、中2横指处即是本穴。

丰隆：在小腿前外侧，当外踝尖上8寸，距胫骨前缘2横指。即在小腿前外侧，膝中水平线（前平膝盖下缘，后平腘横纹）与外踝尖连线的中点，距胫骨前缘约2横指（中指）处凹陷中为此穴。

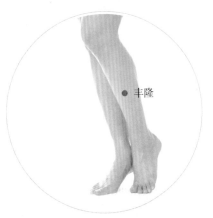

图8-13　丰隆

操作

①留罐法：患儿取俯伏坐位或俯卧位，选择大小适宜的火罐，用闪火法、贴棉法等方法，将罐拔于以上穴位，根据所拔罐的负压大小及患儿的皮肤情况，留罐10~15分钟，每日2次，上下午各1次。

②走罐法（图8-14）：患儿取俯伏坐位或俯卧位，充分暴露背部，将背部涂上适量的润滑油，根据患儿的身体胖瘦，选择适当大小的火罐，用闪火法将罐拔在患儿的背部，然后沿督脉及足太阳膀胱经两侧的循行线上下来回走罐多次，直到循行线上的皮肤出现明显的痧斑为止，接着将罐留在大椎穴5分钟，起罐后将背部的润滑油擦拭干净。每日1次。

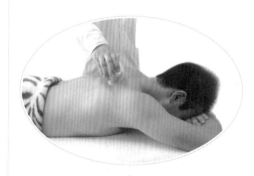

足太阳膀胱经背部走行：在背部，后正中线左右旁开1.5寸、3寸直线上，共4条直线。

督脉背部走行：在背部，当后正中线上。

a

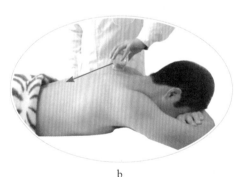

b

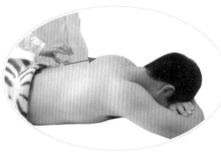

c

图 8-14　足太阳膀胱经及督脉走罐

注意事项

1. 对婴幼儿患者针刺宜浅、宜轻。

2. 拔罐时要保持室内温度，患儿在拔罐期间要注意保暖，起罐后要立即穿好衣服，或覆被助汗。

3.治疗期间应注意护理，发热者需适当休息，饮食宜清淡。

（预）（防）（调）（护）

1.本病流行期间，应避免公共场合交叉感染。患儿发病应早期隔离，按时接种疫苗。

2.居室空气新鲜，但又要防止受寒，避免接触粉尘、异味、辛辣等刺激物。

3.予患儿清淡易消化食物，宜少食多餐，防止剧咳时呕吐。幼小患儿应防止呕吐物呛入气管，避免引起窒息。

厌　食

（概）（述）

厌食是指小儿长时间厌恶进食，食量减少的一种疾病。本病四季均可发生，尤以夏季暑湿为多。儿童各龄期均可发生，以1~6周岁多见。根据其临床表现不同，有脾失健运、肝郁气滞之分。若纳呆厌食，食而无味，久则犯恶呕吐，脘腹饱胀者，为脾失健运；若受惊或打骂后出现厌食，纳呆便溏，胆怯易惊者，为肝郁气滞。

西医学中单纯性厌食，排除全身性消化道器质性病变、表现厌食特征者，皆可参照本篇内容进行拔罐治疗。

（病）（因）（病）（机）

本病的病因较多，小儿时期脾常不足，加之饮食不知自调，或喂养不当，损伤脾胃。也有原患其他疾病脾胃受损，或先天禀赋脾胃虚弱，加之饮食调养不当而成病。因此本病多由于饮食不节、喂养不当、他病失调脾胃受损、先天不足后天失养、暑湿熏蒸脾阳失展、情志不畅思念伤脾等引起。

治疗

🔵 处方

主穴（图 8-15~ 图 8-17）：脾俞，胃俞，中脘。

脾俞：在背部，当第 11 胸椎棘突下，旁开 1.5 寸。在背部，与肩胛骨下缘平齐（即第 7 胸椎棘突下），向下推数 4 个棘突，旁开 2 横指（食、中指），即为此穴。

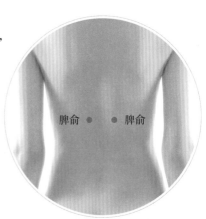

图 8-15 脾俞

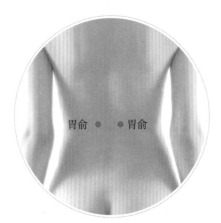

图 8-16 胃俞

胃俞：在背部，当第 12 胸椎棘突下，旁开 1.5 寸。与肚脐中相对应处为第 2 腰椎，由第 2 腰椎往上摸 2 个椎体，即为第 12 胸椎，由其棘突下旁开食、中 2 横指处即是本穴。

中脘：在腹部，脐中上 4 寸，于前正中线上。即脐中央与胸骨体下缘两点之中央是本穴。

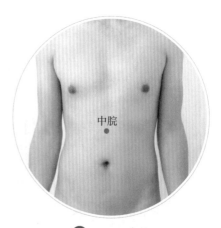

图 8-17 中脘

配穴（图 8-18、图 8-19）

（1）脾失健运：加神阙。

（2）肝郁气滞：加肝俞。

神阙：肚脐中央，即为此穴。

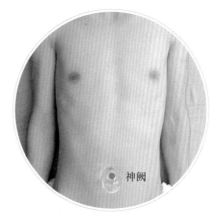

图 8-18　神阙

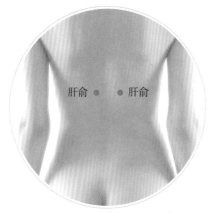

图 8-19　肝俞

肝俞：在背部，当第 9 胸椎棘突下，旁开 1.5 寸。即在背部，与肩胛骨下缘平齐（第 7 胸椎棘突下），向下推数 2 个棘突，为第 9 胸椎棘突下，旁开 2 横指（食、中指）处，为此穴。

操作

①留罐法：患儿取俯伏坐位或侧卧位，选择大小适宜的火罐，用闪火法、贴棉法等方法，将罐拔于以上穴位，根据所拔罐的负压大小及患儿的皮肤情况，留罐 10~15 分钟，每日 2 次，上下午各 1 次。

②走罐法（图 8-20）：患儿取俯伏坐位或俯卧位，充分暴露背部，将背部涂上适量的润滑油，根据患儿的身体胖瘦，选择适当大小的火罐，用闪火法将罐拔在患儿的背部，然后沿督脉及足太阳膀胱经两侧的循行线上下来回走罐多次，直到循行线上的皮肤出现明显的痧斑为止，起罐后将背部的润滑油擦拭干净。每日 1 次。

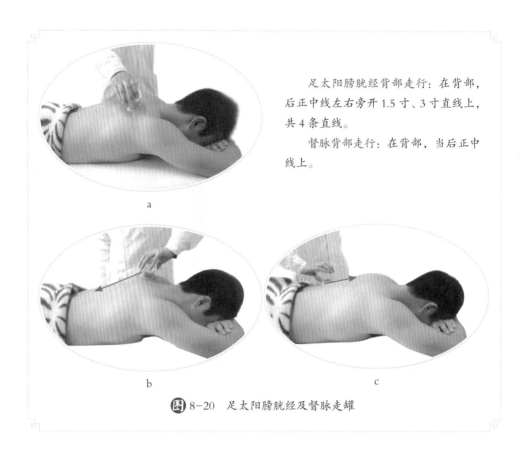

足太阳膀胱经背部走行：在背部，后正中线左右旁开1.5寸、3寸直线上，共4条直线。

督脉背部走行：在背部，当后正中线上。

a

b

c

图 8-20　足太阳膀胱经及督脉走罐

（注）（意）（事）（项）

1. 对婴幼儿患者手法宜浅、宜轻。

2. 拔罐时要保持室内温度，患儿在拔罐期间要注意保暖，起罐后要立即穿好衣服。

3. 治疗前应明确诊断，排除胃肠部器质性病变及寄生虫病。

（预）（防）（调）（护）

1. 掌握科学喂养方法，合理安排生活饮食起居，培养儿童良好的生活习惯。

2. 注意患儿情志调护，采取合理的教育手段，培养儿童良好性格。

3. 遵循"胃以喜为补"原则，从儿童喜好的食物着手，并注意纠正偏食、挑食，培养良好的饮食习惯。

遗　尿

概述

遗尿是指 3 周岁以上的小儿在睡眠中小便自遗，醒后方觉的一种病证。以 3~12 周岁多见。根据其临床表现不同，有肾气不足、肝经郁热之分。若睡中遗尿，小便清长，神疲乏力，智力低下，畏寒肢冷者，为肾气不足；若睡中遗尿，尿少色黄，气味腥臊，性情急躁，夜寐梦语者，为肝经郁热。

西医学中除泌尿生殖器畸形、先天性脊柱裂、先天性大脑发育不全、泌尿系感染、脊柱或颅脑外伤、营养不良等所致的大脑功能紊乱或脊柱反射弧失常以外而表现遗尿特征者，皆可参照本篇内容进行拔罐治疗。

病因病机

本病多由禀赋不足、病后体弱，导致肾气不足，下元虚冷，膀胱约束无力；或病后脾肺气虚，水道制约无权，因而发生遗尿。病变部位主要在肾，病变性质以虚证为主。

治疗

处方

主穴（图 8-21、图 8-22）：关元，三阴交。

关元：在下腹部，脐中下 3 寸，前正中线上。即脐中直下 4 横指处是本穴。

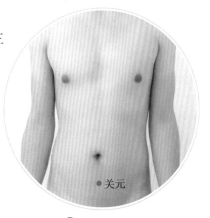

图 8-21　关元

三阴交：在小腿内侧，当足内踝尖上3寸，胫骨内侧缘后方。即正坐屈膝成直角，在小腿内侧，四指并拢，以小指下缘紧靠内踝尖上，食指上缘所在水平线与胫骨后缘交点处为此穴。

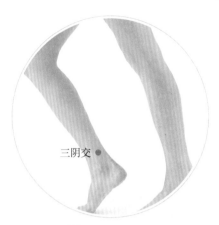

图8-22 三阴交

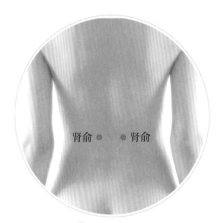

图8-23 肾俞

配穴（图8-23~图8-25）

（1）肾气不足：加肾俞。

（2）肝经郁热：加肝俞、阴陵泉。

肾俞：在背部，当第2腰椎棘突下，旁开1.5寸。即由命门穴旁开双侧各2横指（中、食指）处为本穴。

肝俞：在背部，当第9胸椎棘突下，旁开1.5寸。即在背部，与肩胛骨下缘平齐（第7胸椎棘突下），向下推数2个棘突，为第9胸椎棘突下，旁开2横指（食、中指）处，为此穴。

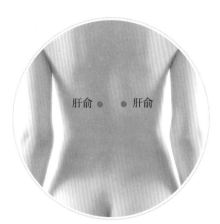

图8-24 肝俞

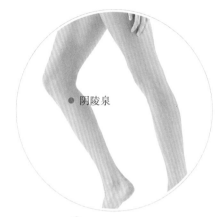

阴陵泉：在小腿内侧，胫骨内侧髁后下方凹陷处。从下往上触摸小腿的内侧，在膝盖骨下面，可摸到凸块（胫骨内侧髁），凸块的后下方凹陷处即为此穴。

图 8-25　阴陵泉

操作

①留罐法：患儿侧卧位或俯伏坐位，选择大小适宜的火罐，用闪火法、贴棉法等方法，将罐拔于以上穴位，根据所拔罐的负压大小及患儿的皮肤情况，留罐 5~15 分钟，每日 2 次，上下午各 1 次。

②走罐法（图 8-26、图 8-27）：患儿取俯卧位，充分暴露腰骶部，涂上适量的润滑油，根据其身体胖瘦，选择适当大小的火罐，用闪火法将罐拔在患儿的背部，然后沿带脉、足太阳膀胱经两侧及督脉的循行线上下来回走罐多次，直到循行线上的皮肤出现明显的痧斑为止，起罐后将背部的润滑油擦拭干净。每日 1 次。

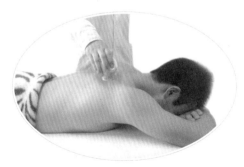

足太阳膀胱经背部走行：在背部，后正中线左右旁开 1.5 寸、3 寸直线上，共 4 条直线。

a

137

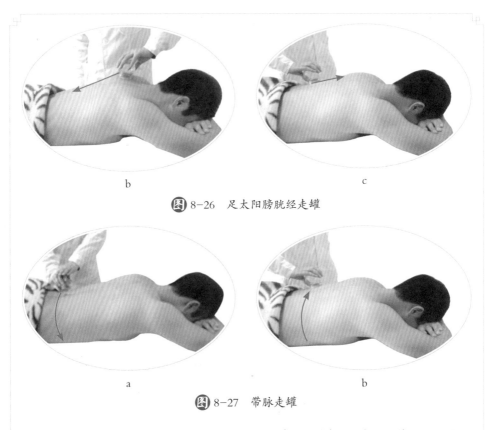

b   c

图 8-26 足太阳膀胱经走罐

a   b

图 8-27 带脉走罐

　　带脉走行：起于两侧肋弓最低点，斜向下行到带脉穴（在侧腹部，当第11肋游离端下方垂线与脐水平线的交点上），绕身一周。

注意事项

　　1. 对婴幼儿患者手法宜浅、宜轻。

　　2. 拔罐时要保持室内温度，患儿在拔罐期间要注意保暖，起罐后要立即穿好衣服。

　　3. 治疗期间家属应充分配合，不应打骂儿童，避免精神刺激。

预防调护

　　1. 患儿每晚按时唤醒排尿，逐渐养成排尿习惯，睡前尽量少饮水，培养儿童良好的生活习惯。

　　2. 及时更换尿湿的裤子、被褥，保持干燥及外阴清洁。

　　3. 鼓励患儿消除紧张情绪，建立信心，积极配合服药和各种治疗。

小儿泄泻

概述

　　小儿泄泻是以大便次数增多，粪质稀薄或如水样为特征的一种小儿常见病。本病一年四季均可发生，以夏秋季节发病率最高。根据其临床表现不同，有风寒、伤食之分。若大便清稀，夹有泡沫，臭气不甚，肠鸣腹痛，或伴恶寒发热者，为风寒；若脘腹胀满，腹痛即泻，泻后痛减，泻物酸臭，或如败卵，嗳气酸馊者，为伤食。

　　西医学中婴幼儿腹泻、急性结肠炎、慢性结肠炎、肠结核、肠功能紊乱、过敏性结肠炎而表现小儿腹泻特征者，皆可参照本篇内容进行拔罐治疗。

病因病机

　　多因感受外邪（风、寒、湿、暑为多）、内伤饮食、脾胃虚弱和脾肾阳虚，病位在脾胃。小儿脾胃薄弱，易于受损，若脾胃受伤，则水谷不化，精微不布，清浊不分，合污而下，而成泄泻。

治疗

处方

　　主穴（图8-28、图8-29）：中脘，神阙。

　　中脘：在腹部，脐中上4寸，于前正中线上。即脐中央与胸骨体下缘两点之中央是本穴。

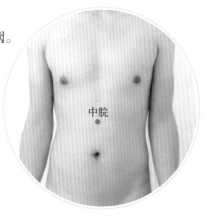

图8-28　中脘

神阙：肚脐中央，即为此穴。

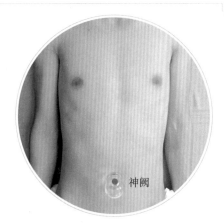

图 8-29　神阙

配穴（图 8-30~ 图 8-33）

（1）风寒：加脾俞、肾俞。

（2）伤食：加胃俞、天枢。

脾俞：在背部，当第 11 胸椎棘突下，旁开 1.5 寸。在背部，与肩胛骨下缘平齐（即第 7 胸椎棘突下），向下推数 4 个棘突，旁开 2 横指（食、中指），即为此穴。

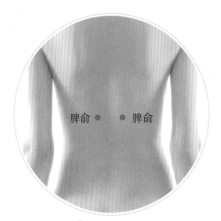

图 8-30　脾俞

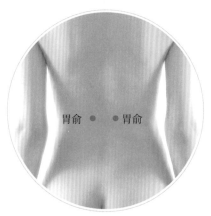

图 8-31　胃俞

胃俞：在背部，当第 12 胸椎棘突下，旁开 1.5 寸。与肚脐中相对应处为第 2 腰椎，由第 2 腰椎往上摸 2 个椎体，即为第 12 胸椎，由其棘突下旁开食、中 2 横指处即是本穴。

肾俞：在背部，当第2腰椎棘突下，旁开1.5寸。即由命门穴旁开双侧各2横指（中、食指）处为本穴。

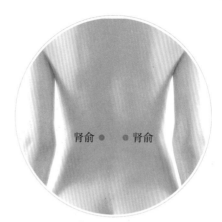

图 8-32　肾俞

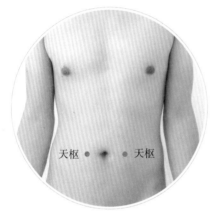

图 8-33　天枢

天枢：在腹部，横平脐中，前正中线旁开2寸。即由脐中作一垂直于腹正中线的水平线，再由两乳头各作与前正中线的平行线，两者（过乳头平行线与过脐水平线）之交点，再取此交点与脐中的中点是本穴。

操作

①留罐法：患儿侧卧位或俯伏坐位，选择大小适宜的火罐，用闪火法、贴棉法等方法，将罐拔于以上穴位，根据所拔罐的负压大小及患儿的皮肤情况，留罐5~15分钟，每日2次，上下午各1次。

②神阙闪罐（图8-34）：患者取仰卧位，充分暴露脐部，拔于神阙后立即取下，反复操作直皮肤潮红为止，每穴15~20下，每日1次。

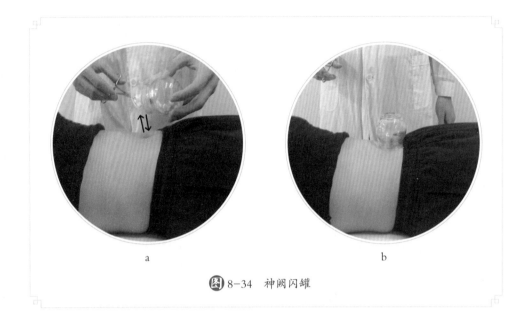

a   b

图 8-34　神阙闪罐

(注意事项)

1.治疗期间应纠正不合理的饮食习惯，给予患儿营养丰富易消化的食物。

2.轻症患儿忌食油腻辛辣食物，重症患儿禁止饮水，但不可超过8小时，以免脱水。

(预防调护)

1.注意儿童饮食卫生，饭前便后要洗手，餐具应消毒，食品宜新鲜清洁，忌暴饮暴食和肥甘厚味。

2.加强户外活动，注意气候变化，及时增减衣物，避免腹部受凉。

3.保持清洁，勤换尿布。便后应用温水清洗臀部，并喷爽身粉防止红臀。

外伤科病证

痈　证

概述

痈证是指发生于体表皮肉之间的急性化脓性疾病。特点为局部光软无头，红肿疼痛，结块范围多在 6~9cm 左右，发病迅速，易肿、易脓、易溃、易敛，或伴有恶寒、发热、口渴等全身症状。根据其临床表现，总因火毒蕴结。

西医学中皮肤浅表脓肿、急性化脓性淋巴结炎而表现痈证特征者，皆可参照本篇内容进行拔罐治疗。

病因病机

痈之成，火热之毒是主要原因。外感六淫邪毒，或皮肤外伤感染毒邪，或过食膏粱厚味，聚湿生浊，邪毒湿浊留阻肌肤，郁结不散，可使营卫不和，气血凝滞，经络壅遏，化火为毒而成痈肿。

处方

主穴（图 9-1、图 9-2）：阿是穴（局部痛点），足三里，三阴交。

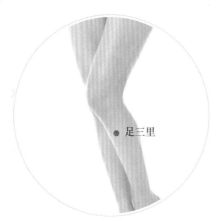

图 9-1　足三里

足三里：在小腿前外侧，当犊鼻下 3 寸，距胫骨前缘 1 横指处。即由外膝眼向下量 4 横指，在腓骨与胫骨之间，由胫骨旁量 1 横指（中指）处。

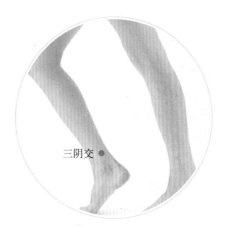

图 9-2　三阴交

三阴交：在小腿内侧，当足内踝尖上 3 寸，胫骨内侧缘后方。即正坐屈膝成直角，在小腿内侧，四指并拢，以小指下缘紧靠内踝尖上，食指上缘所在水平线与胫骨后缘交点处为此穴。

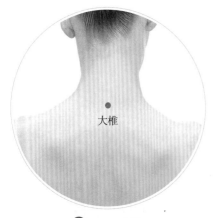

图 9-3　大椎

配穴（图 9-3、图 9-4）：大椎，曲池。

大椎：在后正中线上，第 7 颈椎棘突下凹陷中。略低头，颈部后正中线上，最突起处即为第 7 颈椎棘突，转动颈部，随之而动的棘突为第 7 颈椎棘突，其下方凹陷中即为此穴。

曲池：在肘横纹外侧端，屈肘，当尺泽（在肘区，肘横纹上，肱二头肌腱桡侧缘凹陷中）与肱骨外上髁连线的中点。屈肘成直角时，肘横纹外侧端的凹陷处即为此穴。

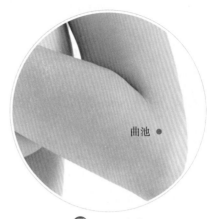

图 9-4　曲池

🖐 操作

①走罐法（图9-5）：患者取俯伏坐位或俯卧位，充分暴露背部，将背部涂上适量的润滑油，根据病人的身体胖瘦，选择适当大小的火罐，用闪火法将罐拔在患者的背部，然后沿足太阳膀胱经两侧的循行线上下来回走罐多次，直到循行线上的皮肤出现明显的痧斑为止，起罐后将背部的润滑油擦拭干净。每日1次。

②留罐法：患者取坐位或俯卧位，选择大小适宜的火罐，用闪火法、贴棉法等方法，将罐拔于以上穴位，根据所拔罐的负压大小及患者的皮肤情况，留罐15~20分钟，每日2次，上下午各1次。

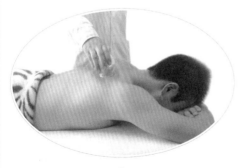

a

足太阳膀胱经背部走行：在背部，后正中线左右旁开1.5寸、3寸直线上，共4条直线。

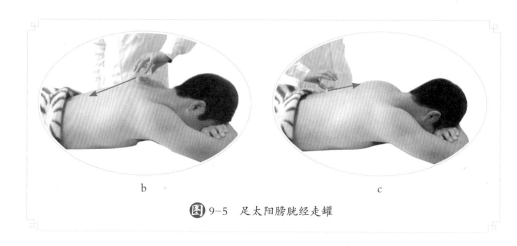

b   c

图 9-5　足太阳膀胱经走罐

注意事项

1. 拔罐时要注意消毒，防止交叉感染。保持室内温度，起罐后要立即穿好衣服。

2. 对有炎症浸润和全身中毒症状者，应配合其他药物治疗。对合并有休克等严重症状者禁用本法。

预防调护

1. 保持皮肤清洁，预防外邪感染。

2. 平素少食辛辣助火及肥甘厚腻之品，患病期间忌烟酒，忌食辛辣鱼腥等发物。

3. 有外感症状者宜静卧休息，减少患部活动。

疖　肿

概述

疖肿是指发生在肌肤浅表部位、范围较小的急性化脓性疾病。特点为肿势局限，范围多在 3cm 左右，突起根浅，色红、灼热、疼痛，易脓、易溃、易敛。根据其临床表现不同，有实证、虚证之分。若疖肿散发全身，或簇集一处，根浅色红，伴发热、口渴、便秘、溲赤者，为实证疖肿；若疖肿此愈彼起，脓水稀薄，收口时间长者，为虚证疖肿。

西医学中头皮穿凿性脓肿、疖病等而表现疖肿特征者，皆可参照本篇内容进行拔罐治疗。

病因病机

　　常因内郁湿火，外感风邪，两相搏结，蕴阻肌肤所致；或夏秋季节感受暑毒而生；或因天气闷热，汗出不畅，暑湿蕴蒸肌肤，引起痱子，复经搔抓，破伤染毒而成。

治疗

处方

　　主穴（图9-6、图9-7）：阿是穴（局部痛点），足三里，三阴交。

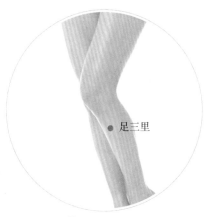

图 9-6　足三里

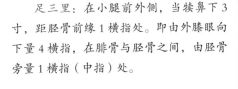

　　足三里：在小腿前外侧，当犊鼻下3寸，距胫骨前缘1横指处。即由外膝眼向下量4横指，在腓骨与胫骨之间，由胫骨旁量1横指（中指）处。

　　三阴交：在小腿内侧，当足内踝尖上3寸，胫骨内侧缘后方。即正坐屈膝成直角，在小腿内侧，四指并拢，以小指下缘紧靠内踝尖上，食指上缘所在水平线与胫骨后缘交点处为此穴。

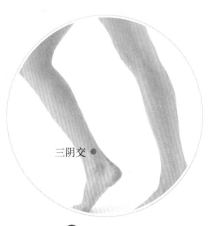

图 9-7　三阴交

配穴（图9-8、图9-9）

（1）实证：加大椎。

（2）虚证：加关元。

大椎：在后正中线上，第7颈椎棘突下凹陷中。略低头，颈部后正中线上，最突起处即为第7颈椎棘突，转动颈部，随之而动的棘突为第7颈椎棘突，其下方凹陷中即为此穴。

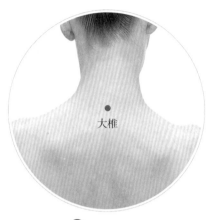

图 9-8 大椎

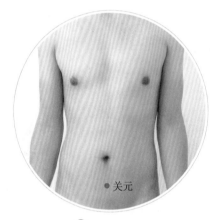

图 9-9 关元

关元：在下腹部，脐中下3寸，前正中线上。即脐中直下4横指处是本穴。

操作

①走罐法（图9-10）：患者取俯伏坐位或俯卧位，充分暴露背部，将背部涂上适量的润滑油，根据病人的身体胖瘦，选择适当大小的火罐，用闪火法将罐拔在患者的背部，然后沿足太阳膀胱经两侧的循行线上下来回走罐多次，直到循行线上的皮肤出现明显的痧斑为止，起罐后将背部的润滑油擦拭干净。每日1次。

②留罐法：患者取坐位或仰卧位，选择大小适宜的火罐，用闪火法、贴棉法等方法，将罐拔于以上穴位，虚证者配合艾灸关元，根据所拔罐的负压大小及患者的皮肤情况，留罐15~20分钟，每日1次。

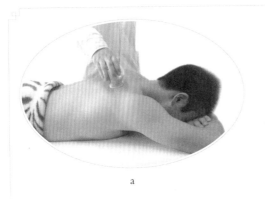

足太阳膀胱经背部走行：在背部，后正中线左右旁开 1.5 寸、3 寸直线上，共 4 条直线。

a

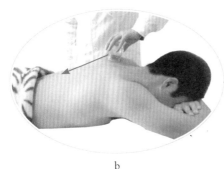

b

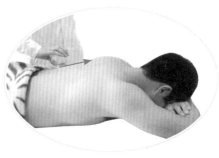

c

图 9-10　足太阳膀胱经走罐

注意事项

1. 拔罐时要注意消毒，防止交叉感染。保持室内温度，起罐后要立即穿好衣服。

2. 对有炎症浸润和全身中毒症状者，应配合其他药物治疗。

预防调护

1. 注意个人卫生，勤洗澡，勤理发，勤修剪指甲，勤换衣服。

2. 平素少食辛辣助火及肥甘厚腻之品，患病忌食辛辣鱼腥等发物，保持大便通畅。

3. 注意防暑降温，多饮清凉饮料，防止痱子发生。

4. 患消渴病者应及时治疗。体虚者应积极锻炼身体，增强体质。

乳 痈

概述

乳痈是由热毒入侵乳房而引起的急性化脓性疾病。特点为乳房局部结块，红肿热痛，并有恶寒发热等全身症状。根据其临床表现不同，有气滞热壅、热毒炽盛之分。若乳房结块，皮色不变或微红，局部肿胀疼痛者，为气滞热壅；若乳房肿痛，局部焮红灼热，脓出后红肿不消者，为热毒炽盛。

西医学中急性化脓性乳腺炎等表现乳痈特征者，皆可参照本篇内容进行拔罐治疗。

病因病机

本病多因过食厚味，胃经积热；或忧思恼怒，肝经郁火，或乳头皮肤破裂，外邪火毒侵入乳房等，导致乳房脉络不通，排乳不畅，郁热火毒与积乳互凝，从而结肿成痈。胃热肝郁、火毒凝结是其基本病机。

治疗

处方

主穴（图9-11）：乳根，阿是穴（局部痛点）。

乳根：在胸部，当乳头直下，乳房根部，第5肋间隙，距前正中线4寸。取卧位，乳头向下推数第1个肋间隙，即为此穴。

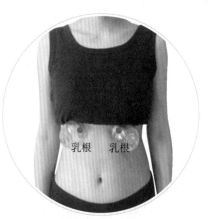

图9-11 乳根

配穴（图 9-12~ 图 9-15）

（1）气滞热壅：加肝俞、委中。

（2）热毒炽盛：加大椎、肩井。

肝俞：在背部，当第 9 胸椎棘突下，旁开 1.5 寸。即在背部，与肩胛骨下缘平齐（第 7 胸椎棘突下），向下推数 2 个棘突，为第 9 胸椎棘突下，旁开 2 横指（食、中指）处，为此穴。

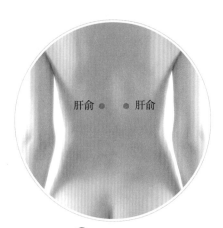

图 9-12　肝俞

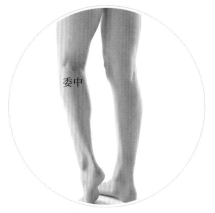

图 9-13　委中

委中：在腘横纹中点，当股二头肌腱与半腱肌肌腱的中间。腘窝中央，即为此穴。

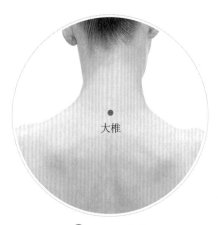

图 9-14　大椎

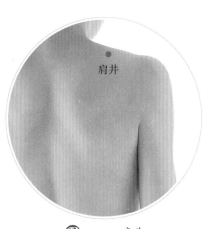

图 9-15　肩井

大椎：在后正中线上，第 7 颈椎棘突下凹陷中。略低头，颈部后正中线上，最突起处即为第 7 颈椎棘突，转动颈部，随之而动的棘突为第 7 颈椎棘突，其下方凹陷中即为此穴。

肩井：在肩上，当大椎与肩峰端连线的中点上。即在肩上，乳头之上，大椎穴与肩峰连线的中点，为此穴。

🔅 操作

①留罐法：患者取俯伏坐位或侧卧位，选择大小适宜的火罐，用闪火法、贴棉法等方法，将罐拔于以上穴位，根据所拔罐的负压大小及患者的皮肤情况，留罐 10~15 分钟，每日 1 次。

②走罐法（图 9-16）：患者取俯伏坐位或俯卧位，充分暴露背部，将背部涂上适量的润滑油，根据病人的身体胖瘦，选择适当大小的火罐，用闪火法将罐拔在患者的背部，然后沿督脉和足太阳膀胱经两侧的循行线上下来回走罐多次，直到循行线上的皮肤出现明显的痧斑为止，接着将罐留在患乳对应的背部 5 分钟，起罐后将背部的润滑油擦拭干净。每日 1 次。

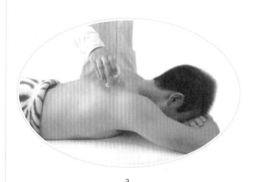

足太阳膀胱经背部走行：在背部，后正中线左右旁开 1.5 寸、3 寸直线上，共 4 条直线。

督脉背部走行：在背部，当后正中线上。

a

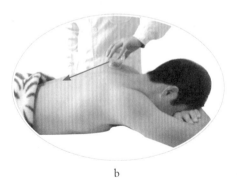

b

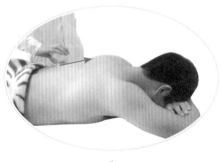

c

🈁 9-16 足太阳膀胱经走罐

注 意 事 项

1. 拔罐时要保持室内温度，起罐后要立即穿好衣服。

2. 为保护乳腺，不主张点刺局部。炎症严重者，应暂停哺乳，经常用吸乳器吸乳。

预防调护

1. 以胸罩或三角巾托起患乳，脓未成者应减少活动牵痛，有助于加速疮口愈合。

2. 乳母宜心情舒畅，情绪稳定。忌食辛辣炙煿之物，不过食肥甘厚腻之品。

3. 注意乳儿口腔及乳母乳头清洁，不使婴儿含乳而睡；要定时哺乳，每次哺乳应将乳汁吸空，防止积滞，可按摩或用吸奶器辅助排出乳汁。

4. 若有乳头擦伤、皲裂，可外涂麻油或蛋黄油；身体其他部位有化脓性感染时，应及时治疗。

5. 断乳时应先逐步进行，不可突然断乳。断乳前可用生麦芽 60g、生山楂 60g 煎汤代茶，并用皮硝 60g 装入纱布袋中外敷。

落　枕

概述

落枕是指以颈部疼痛、颈项僵硬、转侧不便为主要表现的颈部伤筋，又称"失枕"。轻者可自行痊愈，重者可延至数周。多因体质虚弱，劳累过度，睡眠时头颈部位置不当，或枕头高低不适所致。

西医学中急性单纯性颈项强痛、颈部软组织扭伤等表现扭伤特征者，皆可参照本篇内容进行拔罐治疗。

病因病机

多因体质虚弱，劳累过度，睡姿不当，枕头不适；或受风寒湿邪侵袭，寒凝气滞，经脉瘀阻；或颈部突然扭转；或肩扛重物，颈部肌肉扭伤或引起痉挛等均可致落枕。

治疗

处方

主穴（图9-17、图9-18）：阿是穴（局部痛点），肩中俞，肩外俞。

肩中俞：在背部，当第7颈椎棘突下，旁开2寸。前倾坐位，在第7颈椎棘突下，大椎（正中）旁开2横指（食、中指）处，即为此穴。

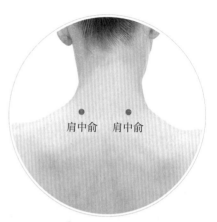

图 9-17　肩中俞

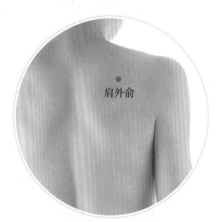

图 9-18　肩外俞

肩外俞：在背部，当第1胸椎棘突下，旁开3寸。前倾坐位，在第7颈椎向下推数1个棘突，旁开四指并拢的距离，即为此穴。

配穴（图9-19、图9-20）：肩井，天宗。

天宗：在肩胛部，当冈下窝中央凹陷处，与第4胸椎相平处。正坐或俯伏位，在肩胛冈下缘与肩胛骨下角之间连线上，当上、中1/3交点处。

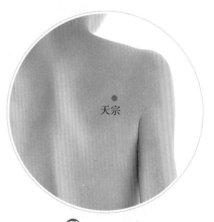

图 9-19　天宗

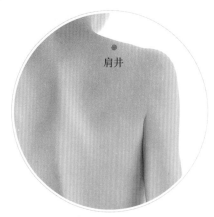

肩井：在肩上，当大椎与肩峰端连线的中点上。即在肩上，乳头之上，大椎穴与肩峰连线的中点，为此穴。

图 9–20　肩井

操作

①走罐法（图 9–21）：患者取俯卧位，充分暴露颈背部，在颈背部涂上适量的润滑油，根据病人的身体胖瘦，选择适当大小的火罐，用闪火法将罐拔在患者的颈背部，然后沿肌肉走行上下来回走罐多次，直到循行线上的皮肤出现明显的痧斑为止，起罐后将背部的润滑油擦拭干净。每日 1 次。

②留罐法：患者取俯伏坐位或俯卧位，选择大小适宜的火罐，用闪火法、贴棉法等方法，将罐拔于以上穴位，根据所拔罐的负压大小及患者的皮肤情况，留罐 15~20 分钟，每日 1 次。

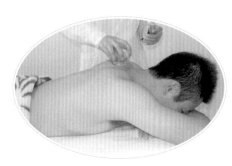

a

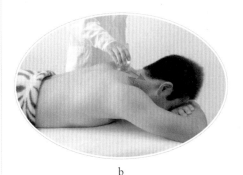

b

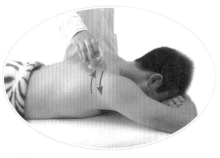

c

图 9–21　颈背部走罐

注意事项

1. 拔罐时要保持室内温度，避风寒，注意保暖。
2. 治疗同时需进行活动，局部力度不宜过重。

预防调护

1. 注意睡姿，枕头不宜过高，养成良好的睡眠习惯，使颈椎保持正常的生理弯曲。
2. 明确诊断，反复发作者应考虑颈椎病。

颈椎病

概述

颈椎病是指颈椎及其周围软组织发生病理改变或骨质增生等而导致颈神经根、颈部脊髓、椎动脉及交感神经受压或刺激而引起的综合征。本病多发于40岁以上的成年人，男女皆可发生。主要症状有：颈肩部疼痛僵硬，疼痛麻木可放射至前臂、手指，指尖有麻木感，部分患者亦有头晕、恶心、耳鸣、耳聋、颈部压痛、行走不稳和肌肉萎缩等症状。

西医学中颈椎退行性病变等表现颈椎综合征特征者，皆可参照本篇内容进行拔罐治疗。

病因病机

多因身体虚弱，肾虚精亏，气血不足，濡养缺乏；或气滞、痰浊、瘀血等病理产物积累，致经络瘀滞，风寒湿邪外邪痹阻于太阳经脉，致筋骨不利而发病。

治疗

处方

主穴（图9-22）：阿是穴（局部痛点），颈部夹脊穴。

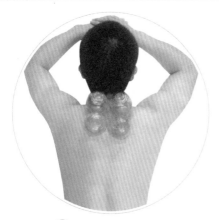

图9-22　颈部夹背穴

颈部夹脊穴：位于项部正中线两侧，第1~7颈椎棘突下缘旁开0.5寸处。

配穴（图9-23~图9-26）

（1）上肢麻木：加肩髃、曲池。

（2）心慌心悸：加内关、足三里。

肩髃：在三角肌区，肩峰外侧缘前端与肱骨大结节两骨间凹陷中。即上臂外展至水平时，在肩部高骨（锁骨肩峰）外，肩关节上出现两个凹陷，前面的凹陷是本穴。

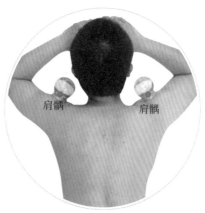

图9-23　肩髃

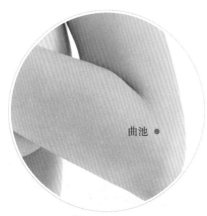

图9-24　曲池

曲池：在肘横纹外侧端，屈肘，当尺泽（在肘区，肘横纹上，肱二头肌腱桡侧缘凹陷中）与肱骨外上髁连线的中点。屈肘成直角时，肘横纹外侧端的凹陷处即为此穴。

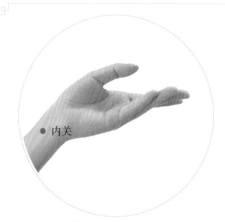

内关：在前臂掌侧，当曲泽与大陵连线上，腕横纹上2寸，掌长肌腱与桡侧腕屈肌腱之间。即仰掌，微屈腕关节，从掌后第1横纹上2横指（大拇指），当两条大筋之间是本穴。

图9-25　内关

足三里：在小腿前外侧，当犊鼻下3寸，距胫骨前缘1横指处。即由外膝眼向下量4横指，在腓骨与胫骨之间，由胫骨旁量1横指（中指）处。

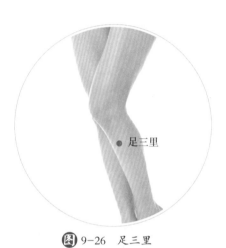

图9-26　足三里

◈ 操作

①留罐法：患者取俯伏坐位或俯卧位，选择大小适宜的火罐，用闪火法、贴棉法等方法，将罐拔于以上穴位，根据所拔罐的负压大小及患者的皮肤情况，留罐15~20分钟，每日1次。

②走罐法（图9-27）：患者取俯卧位，充分暴露颈背部，在颈背部涂上适量的润滑油，根据病人的身体胖瘦，选择适当大小的火罐，用闪火法将罐拔在患者的颈背部，然后沿肌肉走行上下来回走罐多次，直到循行线上的皮肤出现明显的痧斑为止，起罐后将背部的润滑油擦拭干净。每日1次。

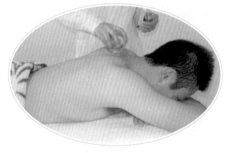

a

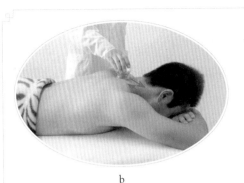
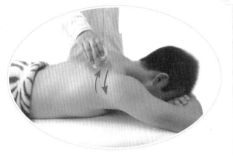

b   c

图 9-27 颈背部走罐

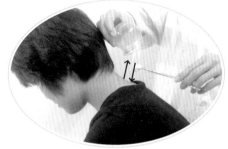

图 9-28 闪罐法

③闪罐法（图 9-28）：充分暴露颈部，拔于颈部痛点后立即取下，反复操作直皮肤潮红为止，每穴 15~20 下，每日 1 次。

注意事项

1. 拔罐时要保持室内温度，避风寒，注意保暖。

2. 拔罐疗法只能改善局部营养代谢，缓解或消除颈椎病临床症状，但不能改变颈椎椎体和椎间盘器质性病变。

预防调护

1. 嘱患者注意睡姿，枕头不宜过高，避免颈部受寒。

2. 避免长时间低头屈颈工作，经常做颈肩部功能锻炼。

肩臂痛

概述

肩臂痛是指因外感、内伤或挫闪导致肩臂部气血运行不畅，或失于濡养，引起肩臂部位疼痛为主要症状的一种病证。本病多发生于40岁以上中老年人，女性多于男性。根据其临床表现不同，有寒湿、瘀血之分。若肩臂部冷痛重着，转侧不利，逐渐加重，遇寒加重者，为寒湿；若肩臂部疼痛如刺，痛有定处，疼痛拒按，或有闪挫史者，为瘀血。

西医学中肩关节周围炎、肩部扭挫伤等表现肩臂痛特征者，皆可参照本篇内容进行拔罐治疗。

㊙㊙㊙㊙ 病因病机

多因肝肾亏损，气血虚弱，血不荣筋；或外伤后遗，痰浊瘀阻，复感风寒湿邪侵袭经络，致使气血凝滞不畅、瘀阻经脉所致。

治疗

◉ 处方

主穴（图9-29、图9-30）：阿是穴（局部痛点），肩髃，肩贞。

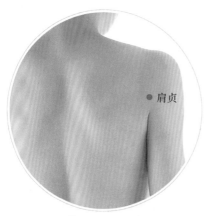

图9-29　肩贞

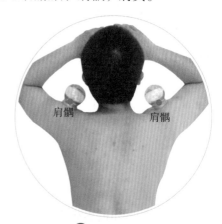

图9-30　肩髃

肩髃：在三角肌区，肩峰外侧缘前端与肱骨大结节两骨间凹陷中。即上臂外展至水平时，在肩部高骨（锁骨肩峰）外，肩关节上出现两个凹陷，前面的凹陷是本穴。

肩贞：在肩关节后下方，臂内收时，腋后纹头上1寸。即正坐垂肩，腋后纹头上1横指，为此穴。

配穴（图 9-31~ 图 9-34）

（1）寒湿：加外关、天宗。

（2）瘀血：加曲池、臂臑。

外关：在前臂背侧，当阳池穴与肘尖连线上，腕背横纹上 2 寸，尺骨与桡骨之间。立掌腕，背横纹中点直上 2 横指，前臂两骨头之间处即是本穴。

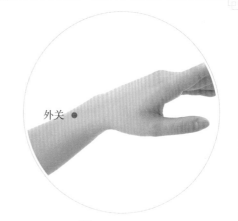

图 9-31　外关

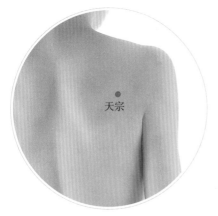

图 9-32　天宗

天宗：在肩胛部，当冈下窝中央凹陷处，与第 4 胸椎相平处。正坐或俯伏位，在肩胛冈下缘与肩胛骨下角之间连线上，当上、中 1/3 交点处。

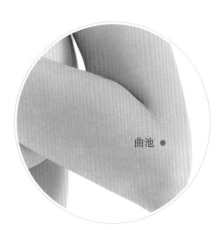

图 9-33　曲池

曲池：在肘横纹外侧端，屈肘，当尺泽（在肘区，肘横纹上，肱二头肌腱桡侧缘凹陷中）与肱骨外上髁连线的中点。屈肘成直角时，肘横纹外侧端的凹陷处即为此穴。

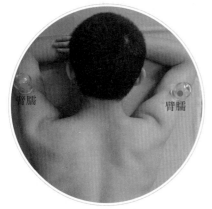

图 9-34　臂臑

臂臑：在臂外侧，三角肌止点处，当曲池穴与肩髃穴连线上，曲池上 7 寸。即举臂外展，三角肌止点处，为此穴。

操作

留罐法：患者取俯伏坐位，选择大小适宜的火罐，用闪火法、贴棉法等方法，将罐拔于肩臂部痛点，根据所拔罐的负压大小及患者的皮肤情况，留罐15~20分钟，每日1次。

注意事项

1. 拔罐时要保持室内温度，避风寒，注意保暖。

2. 拔罐可对本病有明显的减轻疼痛的作用，但需多次治疗后患肢才能恢复正常。

预防调护

1. 加强功能锻炼，如爬墙锻炼、体后拉手、外旋锻炼、练习太极拳等。

2. 不要勉强举重，不做没有准备动作的暴力运动。同时注意肩臂部保暖，避免过度劳累。

背　痛

概述

背痛是指因外感、内伤或挫闪导致背部气血运行不畅，或失于濡养，引起背部疼痛为主要症状的一种病证。根据其临床表现不同，有寒湿、瘀血之分。若背部冷痛重着，转侧不利，逐渐加重，静卧病痛不减，遇寒加重者，为寒湿；若背痛如刺，痛有定处，疼痛拒按，多有闪挫史者，为瘀血。

西医学中强直性脊柱炎、背部肌筋膜炎等表现背痛特征者，皆可参照本篇内容进行拔罐治疗。

病因病机

多因感受风寒湿邪，或风湿热邪；或劳倦不当，久病体虚，致使背部气血运行不畅，失于濡养，经络痹阻，不通则痛。

治疗

处方

主穴（图 9-35）：阿是穴（局部痛点），背部夹脊穴。

背部夹脊穴：第 1 胸椎至第 5 腰椎，各脊椎棘突下旁开 0.5 寸。

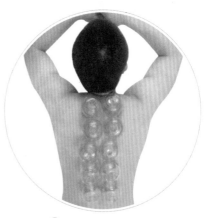

图 9-35　背部夹脊穴

配穴（图 9-36~ 图 9-39）

（1）寒湿：加足三里、阳陵泉。

（2）瘀血：加委中、承山。

足三里：在小腿前外侧，当犊鼻下 3 寸，距胫骨前缘 1 横指处。即由外膝眼向下量 4 横指，在腓骨与胫骨之间，由胫骨旁量 1 横指（中指）处。

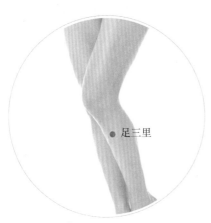

图 9-36　足三里

阳陵泉：在小腿外侧，当腓骨头前下方凹陷处。即小腿外侧，膝盖外下方，以拇指指腹按于腓骨头，拇指向下斜指胫骨前嵴，拇指尖所指之处为此穴。

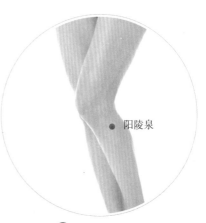

图 9-37　阳陵泉

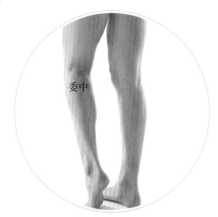

委中：在腘横纹中点，当股二头肌腱
与半腱肌肌腱的中间。腘窝中央，即为
此穴。

图 9-38　委中

承山：在小腿后面正中，委中与昆仑
之间，当伸直小腿或足跟上提时腓肠肌肌
腹下凹陷处。上提足跟，小腿后部腓肠肌
止点处凹陷中，即为此穴。

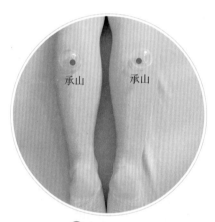

图 9-39　承山

操作

①走罐法（图9-40）：患者取俯卧位，充分暴露背部，在背部涂上适
量的润滑油，根据病人的身体胖瘦，选择适当大小的火罐，用闪火法将罐拔
在患者的背部，然后沿督脉及足太阳膀胱经走行上下来回走罐多次，直到循
行线上的皮肤出现明显的痧斑为止，起罐后将背部的润滑油擦拭干净。每日
1次。

②留罐法：患者取俯卧位，选择大小适宜的火罐，用闪火法、贴棉法等
方法，将罐拔于以上穴位，根据所拔罐的负压大小及患者的皮肤情况，留罐
15~20分钟，隔日1次。

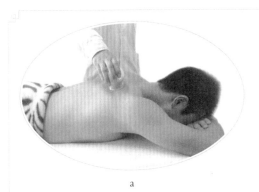

足太阳膀胱经背部走行：在背部，后正中线左右旁开 1.5 寸、3 寸直线上，共 4 条直线。

督脉背部走行：在背部，当后正中线上。

a

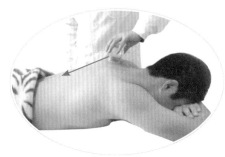

b

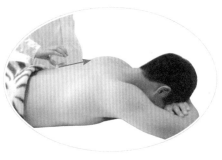

c

图 9-40　足太阳膀胱经及督脉走罐

注意事项

1. 拔罐时要保持室内温度，避风寒，注意保暖。

2. 对于局部结节和条索可用三棱针挑刺后拔罐，放出少量瘀血，4~5 天一次。

预防调护

1. 避免坐卧湿地，若涉水、淋雨或身劳汗出后即应换衣擦身，暑天湿热郁蒸时应避免夜宿室外或贪冷喜水。

2. 不要勉强举重，不做没有准备动作的暴力运动。练习太极拳等康复方法，勤洗热水澡。避免过劳，注意休息及背部保暖。

腰　痛

概述

腰痛是指因外感、内伤或挫闪导致腰部气血运行不畅，或失于濡养，引起腰脊或脊旁部位疼痛为主要症状的一种病证。根据其临床表现不同，有寒湿、瘀血之分。若腰部冷痛重着，转侧不利，逐渐加重，静卧病痛不减，遇寒加重者，为寒湿腰痛；若腰痛如刺，痛有定处，疼痛拒按，多有闪挫史者，为瘀血腰痛。

西医学中腰肌纤维炎、强直性脊柱炎、腰椎骨质增生、腰椎间盘突出、腰肌劳损等表现腰痛特征者，皆可参照本篇内容进行拔罐治疗。

病因病机

腰痛病因为内伤、外感与跌仆损伤。禀赋不足，肾亏腰府失养；外感为风、寒、湿、热诸邪痹阻经脉；或劳力扭伤，气滞血瘀，经脉不通而致腰痛。

治疗

处方

主穴（图9-41）：阿是穴（局部痛点），背部夹脊穴。

背部夹脊穴：第1胸椎至第5腰椎，各脊椎棘突下旁开0.5寸。

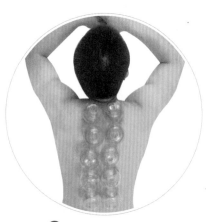

图 9-41　背部夹脊穴

配穴（图9-42～图9-45）

（1）寒湿：加肾俞、腰阳关。

（2）瘀血：加次髎、委中。

肾俞：在背部，当第2腰椎棘突下，旁开1.5寸。即由命门穴旁开双侧各2横指（中、食指）处为本穴。

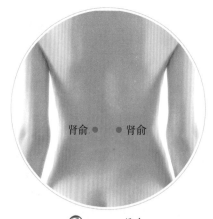

图 9-42　肾俞

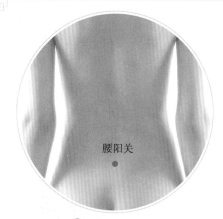

图 9-43　腰阳关

腰阳关：在腰部，当后正中线上，第 4 腰椎棘下凹陷中。

次髎：在骶部，当髂后上棘内下方，适对第 2 骶后孔处。即俯卧，自髂嵴最高点向内下方循摸一高骨突起，即是髂后上棘，与之平齐，骶骨正中突起处是第 1 骶椎棘突，髂后上棘与第 2 骶椎棘突之间即第 2 骶后孔，为此穴。

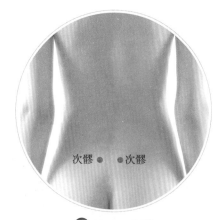

图 9-44　次髎

委中：在腘横纹中点，当股二头肌腱与半腱肌肌腱的中间。腘窝中央，即为此穴。

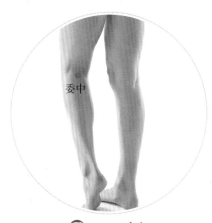

图 9-45　委中

⊙ 操作

①留罐法：患者取俯伏坐位或俯卧位，选择大小适宜的火罐，用闪火法、贴棉法等方法，将罐拔于以上穴位，根据所拔罐的负压大小及患者的皮肤情况，留罐 15~20 分钟，每日 1 次。

②走罐法（图9-46、图9-47）：患者取俯伏坐位，充分暴露腰部，在腰部涂上适量的润滑油，根据病人的身体胖瘦，选择适当大小的火罐，用闪火法将罐拔在患者的腰部，然后沿腰部督脉、足太阳膀胱经、带脉走行来回走罐多次，直到循行线上的皮肤出现明显的痧斑为止，起罐后将背部的润滑油擦拭干净。每日1次。

足太阳膀胱经背部走行：在背部，后正中线左右旁开1.5寸、3寸直线上，共4条直线。

督脉背部走行：在背部，当后正中线上。

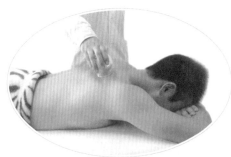

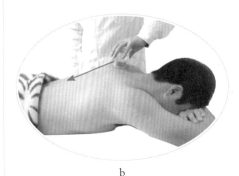

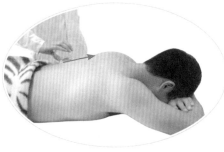

图9-46 足太阳膀胱经及督脉走罐

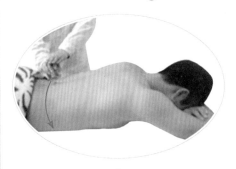

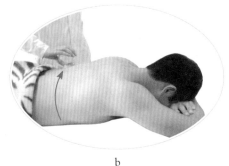

图9-47 带脉走罐

带脉走行：起于两侧肋弓最低点，斜向下行到带脉穴（在侧腹部，当第11肋游离端下方垂线与脐水平线的交点上），绕身一周。

注意事项

1. 拔罐时要保持室内温度，避风寒，注意保暖。

2. 治疗期间宜卧硬板床，纠正不良坐姿，勿使过度疲劳。

预防调护

1. 避免坐卧湿地，若涉水、淋雨或身劳汗出后即应换衣擦身保暖，暑天湿热郁蒸时应避免夜宿室外或贪冷喜水。

2. 不要勉强举重，不做没有准备动作的暴力运动。注意腰痛的护理，可做自我按摩，活动腰部，打太极拳，勤洗澡或用热水洗澡。避免过劳，注意休息及腰部保暖。

3. 加强功能锻炼，节制房事，腰痛严重者可加腰托固定。

扭 伤

概述

扭伤是指肌肉、筋膜、韧带及小关节，因过度扭曲或牵拉所致的损伤，以局部疼痛剧烈，转侧困难为特点。根据其临床表现主要由用力过猛或突然转动所致，主要有急性、慢性之分。若扭伤发生24小时以内者，为急性扭伤；若扭伤超过24小时者，多有气血壅滞，为慢性扭伤。

西医学中急性腰扭伤、踝关节扭伤等表现扭伤特征者，皆可参照本篇内容进行拔罐治疗。

病因病机

多由剧烈运动或负重持久时姿势不当，或不慎跌仆、牵拉和过度扭转等原因，引起某一部位的皮肉筋脉受损，以致经络不通，经气运行受阻，瘀血壅滞局部而成。日久或加上风寒湿邪之侵袭而加重病情。

处方

主穴：阿是穴（局部痛点）。

配穴（图9-48~图9-52）

（1）腰部扭伤：加肾俞、腰阳关。

（2）踝部扭伤：加三阴交、太溪、悬钟。

肾俞：在背部，当第2腰椎棘突下，旁开1.5寸。即由命门穴旁开双侧各2横指（中、食指）处为本穴。

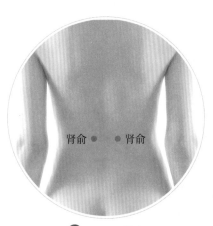

图 9-48　肾俞

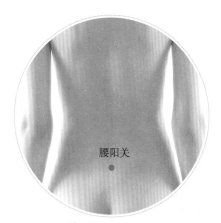

图 9-49　腰阳关

腰阳关：在腰部，当后正中线上，第4腰椎棘下凹陷中。即在背部，肚脐水平正对的后正中线上为第4腰椎，其下方凹陷中，为此穴。

三阴交：在小腿内侧，当足内踝尖上3寸，胫骨内侧缘后方。即正坐屈膝成直角，在小腿内侧，四指并拢，以小指下缘紧靠内踝尖上，食指上缘所在水平线与胫骨后缘交点处为此穴。

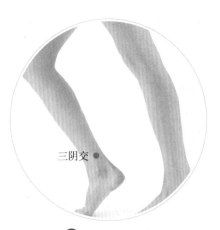

图 9-50　三阴交

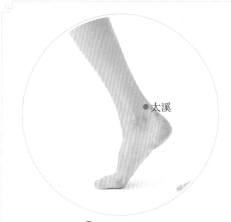

图 9-51　太溪

太溪：在足内侧，内踝后方，当内踝尖与跟腱间的凹陷处。即在足跟内上侧，内踝后方，内踝尖与后正中跟腱之间的凹陷处为此穴。

悬钟：在小腿外侧，腓骨前缘，当外踝尖上 3 寸。即正坐屈膝成直角，在小腿外侧，四指并拢，以小指下缘紧靠外踝尖上，食指上缘所在水平线与腓骨前缘交点处为此穴。

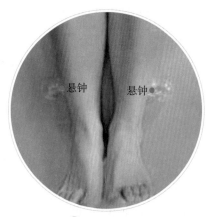

图 9-52　悬钟

◎ 操作

留罐法：取俯伏坐位或俯卧位，选择大小适宜的火罐，用闪火法、贴棉法等方法，将罐拔于以上穴位，根据所拔罐的负压大小及患者的皮肤情况，留罐 15~20 分钟，每日 1 次。

注意事项

1. 拔罐时要保持室内温度，避风寒，注意保暖。
2. 治疗后不可过度活动，注意休息。

预防调护

1. 应注意日常生活保持正确的坐、卧、行体位，劳逸适度，避免跌仆闪挫。

2.局部制动，必要时可行外固定。腰扭伤患者应卧硬板床，注意腰部保暖，防止腰部受寒。

关节痛

概述

关节痛是指因外感、内伤或挫闪导致关节气血运行不畅，或失于濡养，引起身体各关节疼痛为主要症状的一种病证。根据其临床表现不同，有寒湿、瘀血之分。若关节冷痛重着，转侧不利，逐渐加重，静卧病痛不减，遇寒加重者，为寒湿；若关节痛如针刺，痛有定处，疼痛拒按，多有闪挫史者，为瘀血。

西医学中风湿性关节炎、肱骨外上髁炎、肱骨内上髁炎、痛风等表现关节痛特征者，皆可参照本篇内容进行拔罐治疗。

病因病机

多因感受风、寒、湿、热诸邪，留阻关节，禀赋不足，劳倦不当使关节失于濡养，或跌仆闪挫致气血运行不畅，经脉痹阻，不通则痛。

治疗

处方

主穴：阿是穴（局部痛点）。

配穴（图9-53~图9-56）

（1）寒湿：加足三里、阳陵泉。

（2）瘀血：加委中、血海。

足三里：在小腿前外侧，当犊鼻下3寸，距胫骨前缘1横指处。即由外膝眼向下量4横指，在腓骨与胫骨之间，由胫骨旁量1横指（中指）处。

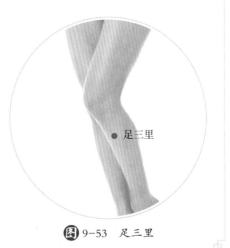

图9-53 足三里

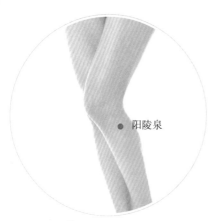

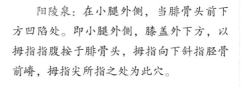

阳陵泉：在小腿外侧，当腓骨头前下方凹陷处。即小腿外侧，膝盖外下方，以拇指指腹按于腓骨头，拇指向下斜指胫骨前嵴，拇指尖所指之处为此穴。

图 9-54　阳陵泉

委中：在腘横纹中点，当股二头肌腱与半腱肌肌腱的中间。腘窝中央，即为此穴。

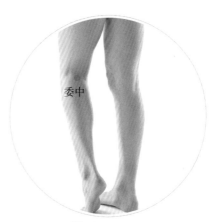

图 9-55　委中

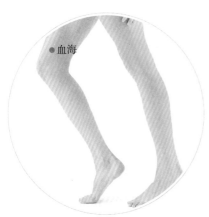

血海：屈膝，在大腿内侧，髌底内侧端上 2 寸，当股四头肌内侧头的隆起处。即屈膝，以一侧手掌放于另一侧膝上，二至五指向上伸直，拇指与食指约成 45° 角斜置，拇指尖下为此穴。

图 9-56　血海

操作

留罐法：患者取俯伏坐位或俯卧位，选择大小适宜的火罐，用闪火法、贴棉法等方法，将罐拔于关节痛点，根据所拔罐的负压大小及患者的皮肤情况，留罐 15~20 分钟，每日 1 次。

注意事项

1. 拔罐时要保持室内温度，避风寒，注意保暖。

2. 治疗前应诊断明确，器质性病变应积极治疗。对于局部结节和条索可用三棱针挑刺后拔罐，放出少量瘀血，4~5 天一次。

预防调护

1. 避免坐卧湿地，若涉水、淋雨或身劳汗出后即应换衣擦身，暑天湿热郁蒸时应避免夜宿室外或贪冷喜水。

2. 不要勉强举重，不做没有准备动作的暴力运动。练习太极拳等康复方法。避免过劳，注意休息及患部关节保暖。

痔　疮

概述

痔疮是指直肠下端黏膜下和肛门皮下静脉丛，因血管扩张形成团块，临床以便血、痔核突出、肿痛为主要表现。本病以中年人多见。根据其临床表现不同，有气滞血瘀、脾虚气陷之分。若肛内肿物突出，甚至嵌顿，肛管紧缩，触痛明显者，为气滞血瘀；若肛门松弛，脱出物需用手还纳，便血色鲜红而淡，伴神疲乏力者，为脾虚气陷。

西医学中内痔、外痔、混合痔而表现痔疮特征者，皆可参照本篇内容进行拔罐治疗。

病因病机

多因饮食不节，损伤脾胃，胃肠燥热，伤津耗液，燥屎内结，下迫大肠；或因湿热下注，蕴聚肛门，气滞血瘀，经脉壅遏，筋脉弛纵，致生痔疮。亦可由脏腑本虚，久坐久立，负重远行；或长期便秘、泄痢；或劳倦、胎产所致。

处方

主穴（图9-57、图9-58）：**大肠俞，次髎**。

配穴（图9-59~图9-61）

（1）气滞血瘀：加血海、天枢。

（2）脾虚气陷：加关元、气海。

大肠俞：在脊柱区，第4腰椎棘突下，后正中线旁开1.5寸。髂嵴最高点之连线与脊柱之交点即为第4腰椎棘突下，由此旁开2横指（食、中指）处即是本穴。

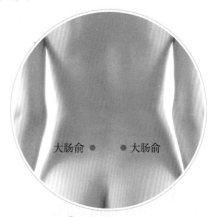

图 9-57　大肠俞

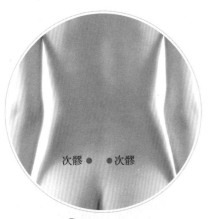

图 9-58　次髎

次髎：在骶部，当髂后上棘内下方，适对第2骶后孔处。即俯卧，从髂嵴最高点向内下方循摸一高骨突起，为髂后上棘，与之平齐，骶骨正中突起处是第1骶椎棘突，髂后上棘与第2骶椎棘突之间即第2骶后孔，为此穴。

血海：屈膝，在大腿内侧，髌底内侧端上2寸，当股四头肌内侧头的隆起处。即屈膝，以一侧手掌放于另一侧膝上，二至五指向上伸直，拇指与食指约成45°角斜置，拇指尖下为此穴。

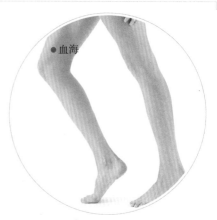

图9-59　血海

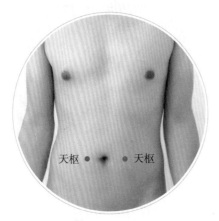

图9-60　天枢

天枢：在腹部，横平脐中，前正中线旁开2寸。即由脐中作一垂直于腹正中线的水平线，再由两乳头各作与前正中线的平行线，两者（过乳头平行线与过脐水平线）之交点，再取此交点与脐中的中点是本穴。

关元：在下腹部，脐中下3寸，前正中线上。即脐中直下4横指处是本穴。

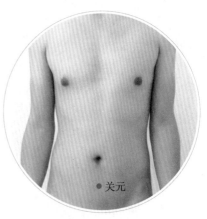

图9-61　关元

⊛ 操作

①留罐法：患者取俯伏坐位，选择大小适宜的火罐，用闪火法、贴棉法等方法，将罐拔于以上穴位，根据所拔罐的负压大小及患者的皮肤情况，留罐 15~20 分钟，每日 2 次，上下午各 1 次。

②神阙闪罐（图 9-62）：患者取仰卧位，充分暴露神阙穴（肚脐中央），拔于神阙穴后立即取下，反复操作直皮肤潮红为止，每穴 15~20 下，每日 1 次。

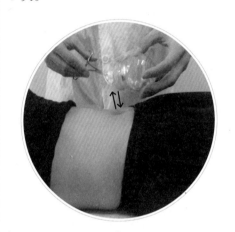
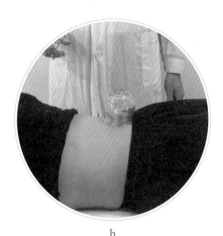

a   b

图 9-62   神阙闪罐

㊟注意事项

1. 拔罐时要保持室内温度。

2. 患者治疗后应避免重体力劳动，养成定时大便习惯，保持大便通畅，防止便秘。

㊥预防调护

1. 嘱患者平素应多吃新鲜蔬菜，忌食辛辣。

2. 加强提肛功能锻炼，避免久坐久站及蹲厕时间过长。

第十章

皮肤科病证

风　疹

概述

风疹又称"风痧""痧子"等，是感受风疹时邪（风疹病毒），以轻度发热、咳嗽、全身皮肤出现细沙样玫瑰色斑丘疹、耳后及枕部淋巴结肿大为特征的一种急性出疹性传染病。本病一年四季均可发生，尤好发于春冬两季，可造成流行，1~5岁小儿多见。患病后可获得持久性免疫。孕妇在妊娠早期若患本病，风疹病毒可通过胎盘感染胎儿，使胎儿在子宫内感染，常可影响胚胎的正常发育，引起先天性心脏病、白内障、耳聋、脑发育障碍等疾病。根据其临床表现不同，有邪犯肺卫和邪入气营之分。邪犯肺卫属轻证，病在肺卫，以轻度发热，疹色淡红，分布均匀为特征；邪犯气营属重证，以壮热烦渴，疹色鲜红或紫暗，分布密集为特点，临床较少见。

西医学中感染风疹病毒引起的出疹性传染病，皆可参照本篇内容进行拔罐治疗。

病因病机

中医学认为本病是由于外感风热时邪，由口鼻而入，郁于肺卫，蕴于肌腠，与气血相搏，发于皮肤所致。

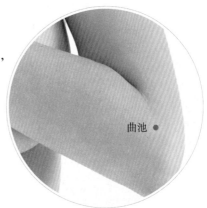

治疗

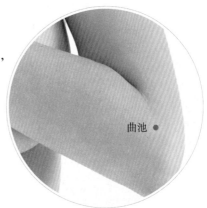

处方

主穴（图 10-1～图 10-3）：曲池，血海，膈俞。

曲池：在肘横纹外侧端，屈肘，当尺泽（在肘区，肘横纹上，肱二头肌腱桡侧缘凹陷中）与肱骨外上髁连线的中点。屈肘成直角时，肘横纹外侧端的凹陷处即为此穴。

图 10-1　曲池

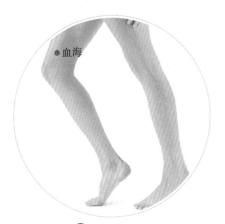

图 10-2　血海

血海：屈膝，在大腿内侧，髌底内侧端上 2 寸，当股四头肌内侧头的隆起处。即屈膝，以一侧手掌放于另一侧膝上，二至五指向上伸直，拇指与食指约成 45° 角斜置，拇指尖下为此穴。

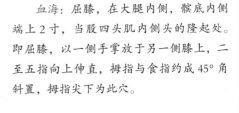

膈俞：在背部，当第 7 胸椎棘突下，旁开 1.5 寸。即在背部，与肩胛骨下缘平齐（即第 7 胸椎棘突下），旁开 2 横指（食、中指）处为此穴。

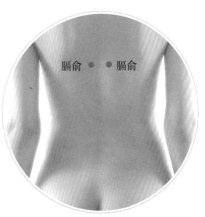

图 10-3　膈俞

配穴（图 10-4~ 图 10-7）

（1）邪犯肺卫配肺俞、足三里。

（2）邪犯气营配合谷、三阴交。

肺俞：在背部，当第 3 胸椎棘突下，旁开 1.5 寸。即由大椎穴往下推 3 个椎骨为第 3 胸椎，由此椎棘突下双侧旁开 2 横指（食、中指）处是本穴。

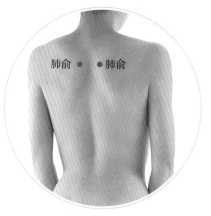

图 10-4　肺俞

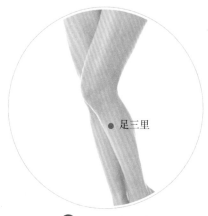

图 10-5　足三里

足三里：在小腿前外侧，当犊鼻下 3寸，距胫骨前缘 1 横指处。即由外膝眼向下量 4 横指，在腓骨与胫骨之间，由胫骨旁量 1 横指（中指）处。

合谷：在手背，第 1、2 掌骨之间，当第 2 掌骨桡侧的中点处。此穴在手背虎口附近，以一手的拇指第 1 个关节横纹正对另一手的虎口边，拇指屈曲按下，拇指尖所按之处即为此穴。

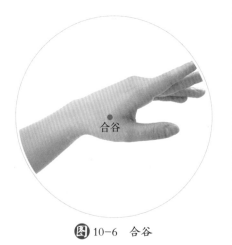

图 10-6　合谷

三阴交：在小腿内侧，当足内踝尖上 3 寸，胫骨内侧缘后方。即正坐屈膝成直角，在小腿内侧，四指并拢，以小指下缘紧靠内踝尖上，食指上缘所在水平线与胫骨后缘交点处为此穴。

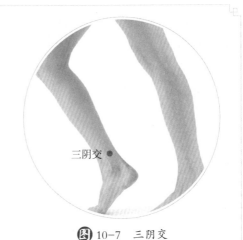

图 10-7　三阴交

⊛ 操作

留罐法：患者取仰卧位，用闪火法将罐拔于所选穴位，留罐 5~10 分钟，起罐后再拔，连续 3 遍为治疗 1 次，以局部皮肤明显瘀血为佳，每日 1 次，3 次为一个疗程。

注意事项

1. 拔罐疗法治疗本病效果较好，尤其对于轻症，疗效显著。

2. 对于用过大量激素和较顽固的重症患者，应查明病因，针对病因治疗，并坚持长期治疗方能见效。也可配合其他疗法综合治疗。

预防调护

1. 本病在流行季节须积极防治。生活上应慎起居，适寒温，注意避风邪。

2. 注意锻炼，增强体质，以御外邪。

3. 发病期间忌食辛辣鱼腥发物，便秘者应保持大便通畅。

痤 疮

概述

面部痤疮是青壮年常见的一种皮肤疾患，也称"粉刺"，男性为多，其特点是颜面部发生散在的与毛囊一致的针头或米粒大小的红色丘疹、黑头丘疹或白头丘疹。若丘疹肿大，则顶出脓头，破出白色粉汁，多伴疼痛，消退后常可结疤。本病多发生于青春期。根据其临床表现不同，有脾胃湿热型和肝郁化热型。若过食肥甘厚味或辛辣刺激性食物，使脾胃内蕴湿热，或素体脾胃湿热内郁，湿热上冲而致面部痤疮属于脾胃湿热型；若因忧思恼怒导致肝气郁结，气血阻滞化热，上冲于颜面而致面部痤疮多属于肝郁化热。本病可归属于中医学的"肺风疮""面疮"等病证范畴。

病因病机

素体阳热偏盛，肺经蕴热，复受风邪，熏蒸面部而发；或过食辛辣肥甘厚味，肠胃湿热互结，上蒸颜面而致；或脾气不足，运化失常，湿浊内停，郁久化热，热灼津液，煎炼成痰，湿热瘀痰凝滞肌肤而发。

治疗

处方

主穴（图10-8、图10-9）：胸段背俞穴、大椎、至阳。

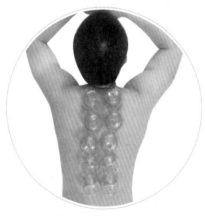

图10-8　胸段背俞

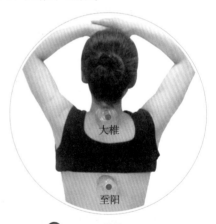

图10-9　大椎、至阳

大椎：在后正中线上，第7颈椎棘突下凹陷中。略低头，颈部后正中线上，最突起处即为第7颈椎棘突，转动颈部，随之而动的棘突为第7颈椎棘突，其下方凹陷中即为此穴。

至阳：在后正中线上，第7胸椎棘突下凹陷中。

胸段背俞穴：在背部，后正中线上1~12胸椎棘突下，左右旁开1.5寸。

配穴（图 10–10）

（1）脾胃湿热：加脾俞、胃俞。

（2）肝经郁热：加心俞、肝俞。

脾俞：在背部，当第 11 胸椎棘突下，旁开 1.5 寸。即在背部，后背与肚脐中相对应处为第 2 腰椎，由第 2 腰椎往上摸 3 个椎体，为第 11 胸椎，由其棘突下旁开 2 横指（食、中指）处为本穴。

胃俞：在背部，当第 12 胸椎棘突下，旁开 1.5 寸。

心俞：在背部，当第 5 胸椎棘突下，旁开 1.5 寸。由平双肩胛骨下角之椎骨（第 7 胸椎）往上推 2 个椎骨，即第 5 胸椎骨棘突下，双侧各旁开 2 横指（食、中指）处是本穴。

肝俞：在背部，当第 9 胸椎棘突下，旁开 1.5 寸。

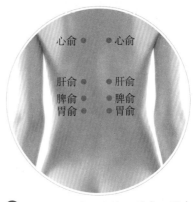

图 10–10　心俞，肝俞，脾俞，胃俞

操作

①留罐法：取适当体位，选择大小适宜的火罐，用闪火法，将罐拔于所选穴位，留罐 10~15 分钟，每日 2 次，10 次为一个疗程。

②走罐法（图 10–11）：患者俯卧位，先将背部涂适量的润滑剂，选择适当大小的火罐，用闪火法将罐吸拔于背部，然后沿着膀胱经和督脉轻轻地推拉火罐，至皮肤出现明显的痧斑为止，起罐后擦净皮肤上的润滑剂。每周治疗 1 次，8 次为一疗程。

足太阳膀胱经背部走行：在背部，后正中线左右旁开 1.5 寸、3 寸直线上，共 4 条直线。

督脉背部走行：在背部，当后正中线上。

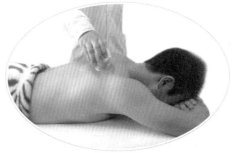

a

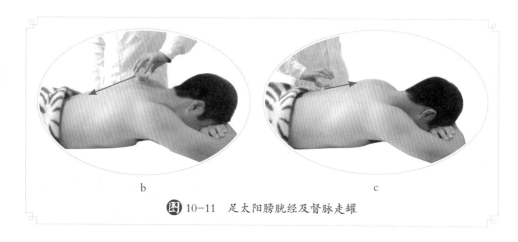

b   c

图 10-11　足太阳膀胱经及督脉走罐

1. 拔罐治疗面部痤疮效果较好，但患者必须坚持治疗 1~2 个疗程才能收到较满意的效果。

2. 在治疗过程中，患者应禁食肥甘厚味和辛辣刺激性食物，切忌挤压尚未成熟之痤疮，忌用刺激性强的香皂洗脸。

预防调护

1. 切忌使用化妆品等对皮肤有刺激性的物质。

2. 精神、心理因素很重要：不要悲观，要乐观自信，坚持积极、合理的治疗。

3. 饮食方面：要注意"四少一适当"，即少吃辛辣食物，少吃油腻食物，少吃甜食，少吃"发物"，适当吃凉性蔬菜、水果。

4. 生活方面：最好不吸烟，不饮酒及浓茶等，活动性、炎症性痤疮（如脓疮）患者要少晒太阳，避免风沙，避免在太冷、太热、太潮湿场所久居。

带状疱疹

概述

带状疱疹是一种皮肤上突发红斑水疱成簇分布，累累如串珠，痛如火燎的皮肤病，因其分布如带状，故称带状疱疹。本病以春秋二季、单侧发病多见。根据其临床表现不同，有热盛型、湿盛型、气滞血瘀型之分。若局部皮损鲜红，疱壁紧张，灼热刺痛多为热盛型；若皮肤颜色较淡，疱壁松弛，疼痛略轻多为湿盛型；若皮疹消退后局部疼痛不止多为气滞血瘀型。

西医学中感染带状疱疹病毒及中医学中称为缠腰火丹（又名蛇串疮、火带疮、蛇缠疮等）者，皆可参照本篇内容进行拔罐治疗。

病因病机

本病多因情志内伤，肝经郁热，或饮食不节，脾失健运，湿热内蕴，外溢肌肤而生；或感染毒邪，湿热火毒蕴结于肌肤而成。本病初期以湿热火毒为主，后期属正虚血瘀兼夹湿邪为患。

治疗

处方

主穴：疱疹局部。

配穴（图 10-12~ 图 10-16）

（1）热盛型配大椎、至阳。

（2）湿盛型配脾俞、足三里。

（3）气滞血瘀型配血海、膈俞。

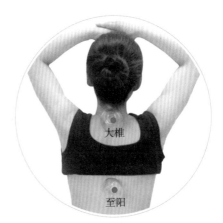

图 10-12　大椎、至阳

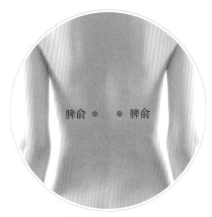

图 10-13　脾俞

大椎：在后正中线上，第 7 颈椎棘突下凹陷中。略低头，颈部后正中线上，最突起处即为第 7 颈椎棘突，转动颈部，随之而动的棘突为第 7 颈椎棘突，其下方凹陷中即为此穴。

至阳：在后正中线上，第 7 胸椎棘突下凹陷中。

脾俞：在背部，当第 11 胸椎棘突下，旁开 1.5 寸。在背部，先找到后背与肚脐中相对应处即第 2 腰椎，由第 2 腰椎往上摸 3 个椎体，即第 11 胸椎，其棘突下缘旁开约 2 横指（食、中指）处是穴。

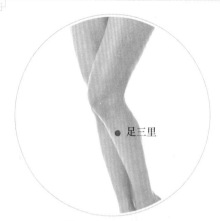

图 10-14　足三里

足三里：在小腿前外侧，当犊鼻下 3 寸，距胫骨前缘 1 横指（中指）处。即由外膝眼向下量 4 横指，在腓骨与胫骨之间，由胫骨旁量 1 横指处。

血海：屈膝，在大腿内侧，髌底内侧端上 2 寸，当股四头肌内侧头的隆起处。即屈膝，以一侧手掌放于另一侧膝上，二至五指向上伸直，拇指与食指约成 45° 角斜置，拇指尖下为此穴。

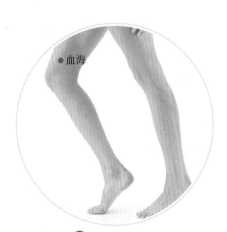

图 10-15　血海

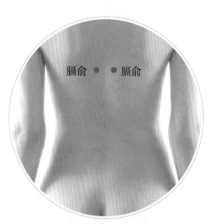

图 10-16　膈俞

膈俞：在背部，当第 7 胸椎棘突下，旁开 1.5 寸。即在背部，与肩胛骨下缘平齐（即第 7 胸椎棘突下），旁开 2 横指（食、中指）处为此穴。

⊛ 操作

留罐法：依据疱疹部位选取体位，选择大小适宜的火罐，用闪火法先在皮肤破损两端拔罐，然后沿着带状分布将火罐依次拔在疱疹集聚处，留罐5~10分钟，每日1次，7次为一个疗程。

注意事项

1.拔罐时要保持室内温度，在拔罐期间要注意保暖，起罐后要立即穿好衣服。

2.治疗本病，火罐吸附力越强，作用就越强，疗效也就越好。

3.忌食辛辣、油腻、鱼虾等发物。

预防调护

1.增强体质，提高抗病能力。应坚持适当的户外活动或参加体育运动，以提高机体抵御疾病的能力。

2.预防感染。应预防各种疾病的感染，尤其是在春秋季节，寒暖交替，要适时增减衣服，避免受寒引起上呼吸道感染。

3.避免接触毒性物质。尽量避免接触化学品及毒性药物，以防伤害皮肤，影响身体健康。

五官科病证

睑腺炎

(概)(述)

睑腺炎，又名麦粒肿，是皮脂腺受感染而引起的一种急性化脓性炎症。以眼睑局部红肿热痛为其主要临床表现。主要是由于心火上炎，或脾胃蕴热，又复外感风热，积热与外风相搏，火热结聚，气血瘀阻，而致眼睑红肿化脓。中医学称之为"针眼""眼丹"等。

(病)(因)(病)(机)

多因风热毒邪外袭胞睑，或过食辛辣炙煿之物，积热蕴壅肠胃，以致气血凝滞，风邪热毒蕴积胞睑所致。

(治)(疗)

(※) 处方

主穴（图 11-1、图 11-2）：大椎，太阳。

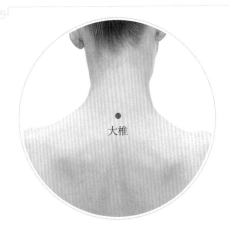

图 11-1 大椎

大椎：在后正中线上，第 7 颈椎棘突下凹陷中。即略低头，颈部后正中线上，最突起处为第 7 颈椎棘突，或转动颈部，随之而动的棘突为第 7 颈椎棘突，其下方凹陷中为此穴。

太阳：正坐或侧伏坐位，在颞部，当眉梢与目外眦之间，向后约 1 横指的凹陷处。即在头颞部，于眉梢与外眼角之间，外眼角外方，外侧眼眶上凹陷处为此穴。

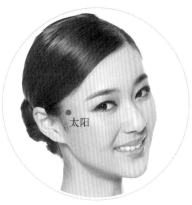

图 11-2　太阳

配穴（图 11-3、图 11-4）：委中、阳白、印堂。

委中：在腘横纹中点，当股二头肌腱与半腱肌肌腱的中间。腘窝中央，即为此穴。

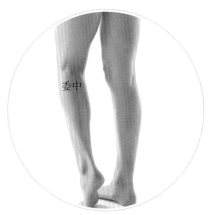

图 11-3　委中

阳白：在前额部，当瞳孔直上，眉上 1 寸。

印堂：在头部，两眉毛内侧端中间的凹陷中。

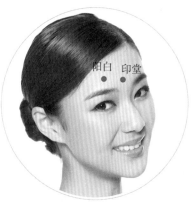

图 11-4　阳白、印堂

> **操作**
>
> 留罐法：取俯伏坐位或俯卧位，选择大小适宜的火罐，用闪火法，将罐拔于所选穴位，留罐 5~10 分钟，每日 1 次，3 次为一个疗程。

注意事项

1. 拔罐疗法治疗睑腺炎早期局部红肿硬结尚未成形者效果显著，对于已成形者拔罐刺血治疗也有较好的效果，对于脓肿严重者，应配合眼科综合治疗。

2. 本病初起切忌挤压，以免细菌挤入血流，造成感染。

预防调护

1. 在脓头未形成之前可作热敷，以促进化脓，轻的炎症也可在热敷后完全消失。

2. 少吃辛辣及有刺激性食物。

结膜炎

概述

急性结膜炎俗称"红眼病"，是由细菌感染而引起的急性传染性眼病。可通过各种接触途径，如手、手帕、公共脸盆、理发工具等传播，多在春秋季节流行。多为风热邪毒上攻于目，而致经脉痹阻，气滞血瘀而成。本病可归属于中医学的"天行赤眼"等病证范畴。

病因病机

多因感受天行时令之疫气所致，或由感染而起，或兼肺胃积热，内外合邪交攻于目而发。

治疗

处方

主穴（图11-5、图11-6）：大椎，太阳。

大椎：在后正中线上，第7颈椎棘突下凹陷中。即略低头，颈部后正中线上，最突起处为第7颈椎棘突，或转动颈部，随之而动的棘突为第7颈椎棘突，其下方凹陷中为此穴。

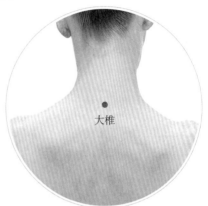

图 11-5　大椎

太阳：正坐或侧伏坐位，在颞部，当眉梢与目外眦之间，向后约1横指的凹陷处。即在头颞部，于眉梢与外眼角之间，外眼角外方，外侧眼眶上凹陷处为此穴。

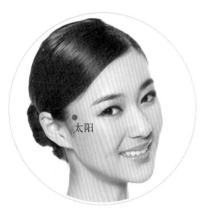

图 11-6　太阳

配穴（图11-7、图11-8）：心俞、肝俞、胆俞。

心俞：在背部，当第5胸椎棘突下，旁开1.5寸。由平双肩胛骨下角之椎骨（第7胸椎）往上推2个椎骨，即第5胸椎骨棘突下，双侧各旁开2横指（食、中指）处是本穴。

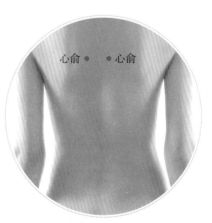

图 11-7　心俞

肝俞：在背部，当第9胸椎棘突下，旁开1.5寸。即在背部，由平双肩胛骨下角之椎骨（第7胸椎），往下推2个椎骨，在第9胸椎棘突下缘，旁开约2横指（食、中指）处是穴。

胆俞：在背部，当第10胸椎棘突下，旁开1.5寸。

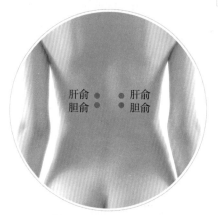

肝俞　　肝俞
胆俞　　胆俞

图 11-8　肝俞、胆俞

⊛ 操作

留罐法：患者取坐位，选择大小适宜的火罐，用闪火法，将罐拔于以上穴位，留罐5~10分钟，每日1次，3日为一个疗程。

注意事项

1.本病具有传染性、流行性，患者用过的器具，要严格消毒，防止交互感染。

2.饮食宜清淡，忌辛辣、发物等，多饮水，注意休息。

预防调护

1.如果发现红眼病，应及时隔离，所有用具应单独使用，最好能洗净晒干后再用。

2.要注意手的卫生。要养成勤洗手的好习惯，不要用脏手揉眼睛，要勤剪指甲。

3.患病时除积极治疗外，应少到公共场所活动，不共用毛巾、脸盆等。

咽喉肿痛

概述

咽喉肿痛是五官科常见的疾病，以咽部红肿疼痛，或干燥、异物感、咽痒不适，吞咽不利等为主要表现。本病一年四季均可发生，尤好发于春秋两季。根据其临床表现不同，有急性和慢性之分。由于外感风热邪毒，熏灼肺系，或肺胃二经郁热上扰而致，属实热证，多为急性；也有因肾阴亏耗，阴液不能上润咽喉，虚火上炎而引起，属虚热证，多为慢性。

西医学中咽喉肿痛，急、慢性扁桃体炎，急、慢性咽峡炎，单纯性喉炎，扁桃体周围脓肿等疾病及中医学中称喉痹者，皆可参照本篇内容进行拔罐治疗。

病因病机

多因风、寒、热邪侵袭，客于咽喉；或过食辛热煎炒、醇酒肥甘味厚之品，肺胃蕴热，内外邪热搏结，蒸灼咽喉而发病。或因脏腑失调，气血津液亏虚，咽喉失于荣养温煦，多与肺、胃、脾、肾相关。

治疗

处方

主穴（图11-9、图11-10）：大椎，肺俞。

大椎：在后正中线上，第7颈椎棘突下凹陷中。即略低头，颈部后正中线上，最突起处为第7颈椎棘突，或转动颈部，随之而动的棘突为第7颈椎棘突，其下方凹陷中即为此穴。

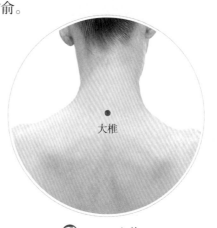

大椎

图 11-9 大椎

肺俞：在背部，当第3胸椎棘突下，旁开1.5寸。即由大椎穴往下推3个椎骨为第3胸椎，由此椎棘突下双侧旁开2横指（食、中指）处是本穴。

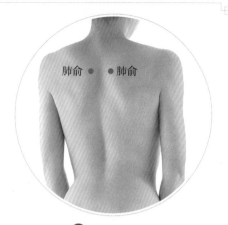

图 11-10　肺俞

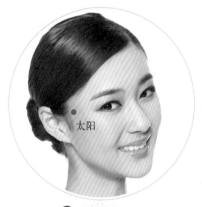

图 11-11　太阳

配穴（图 11-11、图 11-12）

（1）实热型配太阳。

（2）虚热型配背俞穴。

太阳：正坐或侧伏坐位，在颞部，当眉梢与目外眦之间，向后约1横指的凹陷处。即在头颞部，于眉梢与外眼角之间，外眼角外方，外侧眼眶上凹陷处为此穴。

胸段背俞穴：在背部，膀胱经络上，后正中线上，1~12胸椎棘突下左右旁开1.5寸。

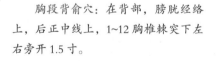

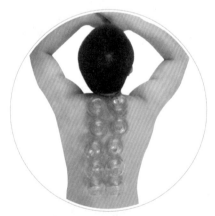

图 11-12　胸段背俞穴

操作

①留罐法：取俯伏坐位，用闪火法、贴棉法等方法，将罐拔于所选穴位，留罐 5~10 分钟，每日 1 次，5 次为一个疗程。

②走罐法（图 11-13）：取俯卧位，充分暴露背部，在背部涂适量的润滑油，选择大小适宜的火罐，用闪火法将罐吸拔于背部，然后沿着膀胱经和督脉的穴位轻轻地推拉火罐，起罐后擦净皮肤上的油迹。每周治疗 1 次，2 次为一疗程。本法适用于治疗各种急、慢性咽喉疾病。

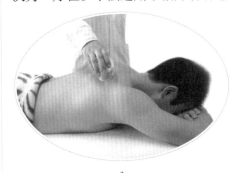

足太阳膀胱经背部走行：在背部，后正中线左右旁开 1.5 寸、3 寸直线上，共 4 条直线。

督脉背部走行：在背部，当后正中线上。

a

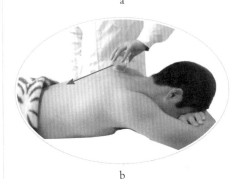

b

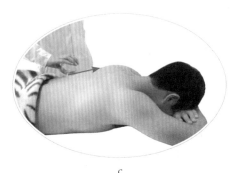

c

图 11-13　足太阳膀胱经及督脉走罐

注意事项

在治疗期间，患者应忌食辛辣刺激性食物及戒烟酒等。

预防调护

1.本病在易上火季节须积极防治。生活上应慎起居，适寒温，在冬春之际尤当注意防寒保暖，盛夏亦不可贪凉露宿。

2.注意减少发音，多食水果，多饮水。

第十二章 拔罐保健

常用拔罐保健腧穴

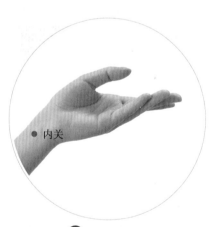

内关

内关（图 12-1）：在前臂掌侧，当曲泽与大陵连线上，腕横纹上 2 寸，掌长肌腱与桡侧腕屈肌腱之间。即仰掌，微屈腕关节，从掌后第 1 横纹上 2 横指（大拇指），当两条大筋之间是本穴。

图 12-1　内关

◎ 操作

选择小号玻璃火罐或负压罐、橡胶罐等，拔于内关穴，留罐 5~10 分钟，至皮肤出现红色血痕现象为止。

◎ 说明

内关穴为手厥阴心包经的一个重要穴位，有宁心安神、理气和胃、疏经活络等作用。常拔此穴，使心包经气血畅通，对心血管疾病的预防和治疗有重要作用。又因手厥阴心包经过上、中、下三焦，对肺脏、胃肠道疾病也有很好疗效。

合谷、太冲

合谷（图 12-2）：在手背，第 1、2 掌骨之间，当第 2 掌骨桡侧的中点处。此穴在手背虎口附近，以一手的拇指第 1 个关节横纹正对另一手的虎口边，拇指屈曲按下，拇指尖所按之处即为此穴。

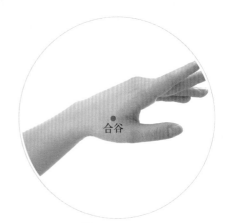

图 12-2　合谷

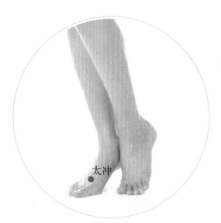

图 12-3　太冲

太冲（图 12-3）：在足背侧，第 1、2 跖骨结合部前方凹陷处。由 1、2 脚趾间缝纹头向足背上推，推至骨头阻碍处，感觉不能再前进，按压能感觉到动脉应手，即是太冲穴。

操作

因为合谷、太冲穴处皮肤薄、面积窄小，容易掉罐，所以需选择最小号的罐具（最好是负压罐或橡胶罐），将罐吸拔住穴位，到皮肤出现红色血痕为止。每周拔罐 1 次。

🌀 说明

　　合谷穴是手阳明大肠经的原穴，太冲穴是足厥阴肝经的输穴和原穴。合谷穴与太冲穴都是人体的重要保健穴位，两穴合称"四关穴"意即人体生命的关口。

　　手阳明大肠经从手出发，沿着手臂外侧，一直到头部，终止在对侧的迎香穴。因此，头面部及五官的疾病，如头痛、流鼻血、牙痛、咽喉肿痛等均可通过合谷穴拔罐治疗，所以有"面口合谷收"之说。合谷穴经常拔罐不仅可以保持牙齿健康，减少口腔疾病，还能保持大肠经气血通畅，使人体代谢所产生的毒素和废物及时排出体外，具有养颜、抗衰老的作用。

　　足厥阴肝经可以调节人体的情志及精神系统，肝主筋，开窍于目。而太冲穴为肝经的输穴和原穴，生殖系统疾病、肝胆系统疾病、头晕、头痛、目赤肿痛、筋脉痉挛等疾病均可通过太冲穴拔罐进行预防和治疗。常在太冲穴拔罐具有明目的作用，可预防和治疗眼疾、增强性功能、调节情绪，使人具有旺盛的精力和舒缓的情绪。

大椎

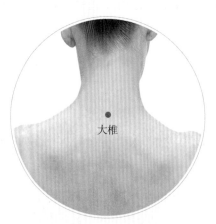

　　大椎（图 12-4）：在颈部，第 7 颈椎棘突下凹陷处。即略低头，颈部后正中线上，最突起处为第 7 颈椎棘突，或转动颈部，随之而动的是棘突为第 7 颈椎棘突，其下方凹陷中为此穴。

图 12-4　大椎

操作

选择适当大小的罐具吸拔于大椎穴上，留罐 10~15 分钟，至皮肤出现红色瘀血现象为止。或用三棱针点刺大椎穴后再拨罐，拔出数滴血液为佳。每月保健 1 次。

说明

大椎穴属督脉，为手足三阳经与督脉的交会处，手足三阳的阳热之气由此汇入本穴并与督脉的阳气上行头颈。大椎穴位于人体背部之上，故为阳中之阳穴，具有统领一身阳气，联络一身阴气的作用。常拔此穴，具有调节阴阳、疏通经络、行气活血、清热解毒、预防感冒、增强身体免疫力的功效。

风门

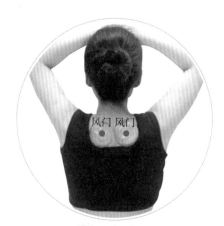

风门（图 12-5）：在脊柱区，第 2 胸椎棘突下，后正中线旁开 1.5 寸。即由大椎穴往下推 2 个椎骨即为第 2 胸椎，由此椎棘突下双侧旁开 2 横指（食、中指）处为本穴。

图 12-5　风门

操作

根据病人体型选择适当大小的两个火罐或负压罐，分别将罐吸拔于两侧风门穴，留罐 10~15 分钟，至皮肤出现红色瘀血现象为止。每周保健 1 次。

　　风门穴是督脉和足太阳膀胱经之交会穴，是风邪出入的门户，是临床驱风最常用的穴位之一，有宣肺解表、通络疏风、调理气机的作用。对预防感冒和高血压中风等有较好的效果。

身柱

　　身柱（图 12-6）：在脊柱区，第 3 胸椎棘突下凹陷中，后正中线上。即由大椎穴往下推 3 个椎骨为第 3 胸椎，此椎棘突下是本穴。

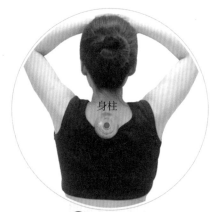

图 12-6　身柱

操作

　　根据病人体型选择适当大小的火罐或负压罐，将罐吸拔于身柱穴，留罐 10~15 分钟，至皮肤出现红色瘀血现象为止。每周保健 1 次。

说明

　　身柱穴属督脉，名为身柱，含有全身支柱之意。位于人体背部，当后正中线上，第 3 胸椎棘突下凹陷中。有通阳理气、祛风退热、清心宁志、降逆止嗽之功效。尤其对小儿有强身保健的作用。

大杼至大肠俞

大杼至大肠俞（图 12-7）：在后正中线上旁开 1.5 寸，从第 1 胸椎棘突下旁开 1.5 寸的大杼穴到第 4 腰椎棘突下旁开 1.5 寸的大肠俞。

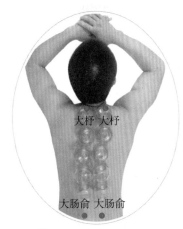

大杼 大杼

大肠俞 大肠俞

图 12-7　大杼至大肠俞

操作

患者取俯卧位，充分暴露背部，将背部涂上适量的润滑剂，根据病人身体胖瘦，选择适当大小的火罐，用闪火法将罐拔在患者背部，然后沿足太阳膀胱经两侧上下来回走罐数次，直到循行线上的皮肤出现明显的瘀血为止，起罐后擦净皮肤上的油迹。每周保健 1 次。

说明

本法为保健的常用方法。膀胱经从头至足，五脏六腑的背俞穴均在膀胱经上。所以沿膀胱经走罐不仅可以调整全身气血的运行，使五脏六腑的经气畅通，还可以增强机体的抵抗力，预防感冒、发热、头痛、心脑血管疾病等，起到强身健体、延年益寿的作用。

命门、神阙

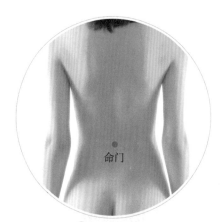

命门（图 12-8）：在腰部，当后正中线上，即在背部，第 2 腰椎棘突下凹陷中。向上数 2 个棘突就是第 2 腰椎棘突，为此穴。

图 12-8　命门

神阙（图 12-9）：在腹中部，脐中央即是穴。

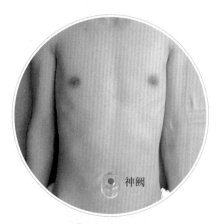

图 12-9　神阙

◎ 操作

选择中号或大号拔火罐，用闪火法将罐吸拔于命门、神阙穴，留罐 5~10 分钟，每周保健 1 次。神阙穴负压不宜过大，也可选用负压罐或橡胶罐等。

◎ 说明

命门穴是督脉的重要穴位，是"生命之门户""真气出入之所"，具有补肾壮阳的作用。肾为水火之宅，内寓真阴真阳，命门穴拔罐可培补肾气，振奋肾经，使肾阳亢盛。

神阙穴就是人体肚脐，它是人体保健及治疗的重要穴位之一。胎儿通过脐带从母体中获取营养，所以被称之为"生命之根蒂"。它是人体神气出入之门户，归属于任脉，为经气之海，五脏六腑之本。经常在神阙穴拔罐可起到健脾强肾、和胃理气、散结通滞的作用。

关元、气海

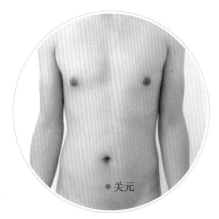

关元（图 12-10）：在腹部，前正中线上，脐下 3 寸。即肚脐下四横指处。

图 12-10　关元

气海（图 12-11）：在下腹部，脐中下 1.5 寸，前正中线上。即肚脐直下 2 横指（食、中指）处是本穴。

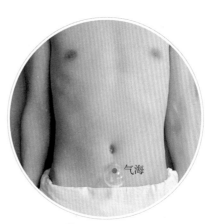

图 12-11　气海

◉ 操作

选取大号火罐一个，将关元、气海同时吸拔于罐内。因下腹部皮肤细嫩而敏感，负压不宜过大，留罐 5~10 分钟，使皮肤出现红色血痕为止。每周保健 1 次。

🌀 说明

关元与气海穴属任脉，为保健要穴，具有强壮作用。关元穴，亦称丹田穴，是人体足三阴经与任脉之交会，具有补气回阳、通调冲任、清理下焦、延年益寿的作用。任脉起于会阴，行于人体胸腹正中，上抵颏部，诸阴经均与其交会，故称"阴脉之海"，且有调整全身阴经经气的作用。故常拔此二穴有培补元气、益肾固精的作用。人至晚年阳气衰微，下元虚冷，经常拔此二穴可培补元气，增强身体的抗病能力，达到健康长寿的目的。

足三里

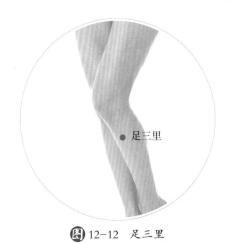

足三里（图 12-12）：在小腿前外侧，当犊鼻下 3 寸，距胫骨前缘 1 横指处。即由外膝眼向下量 4 横指，在腓骨与胫骨之间，由胫骨旁量 1 横指（中指）处。

●足三里

图 12-12　足三里

🌀 操作

选择小号罐具（负压罐、橡胶罐或玻璃罐均可），在足三里穴拔罐，留罐 10~15 分钟，至皮肤出现红色瘀血为度。或者先用三棱针点刺足三里穴处瘀阻的络脉 2~3 下，然后拔罐，拔出数滴血液，每月保健 1 次。

🌀 说明

足三里穴属足阳明胃经，是人体重要的保健穴位，大量现代科学研究证实，足三里穴对大脑皮层功能有调节作用，对胃肠蠕动和内分泌功能都有促进作用，自古就有"肚腹三里留"之说。胃经纵贯全身，"经脉所过，主治所及"，除了控制消化系统外，对循经的病，如头痛、牙痛、口眼歪斜、鼻炎、哮喘、心悸、腹痛、发热、高血压、精神失常等都有治疗效果。足阳明胃经是多气多血之经，足三里穴历来被认为是"长寿穴"，在足三里穴拔罐的保健作用不容小觑。

三阴交

三阴交（图12-13）：在小腿内侧，当足内踝尖上3寸，胫骨内侧缘后方。即正坐屈膝成直角，在小腿内侧，四指并拢，以小指下缘紧靠内踝尖上，食指上缘所在水平线与胫骨后缘交点处为此穴。

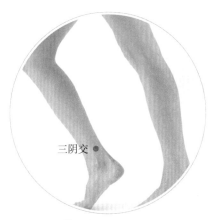

三阴交

图 12-13　三阴交

操作

选择小号玻璃罐或负压罐、橡胶罐等，吸拔于三阴交穴。留罐 10~15 分钟，至皮肤出现红色血痕现象为止。每周保健 1 次。

说明

三阴交是足太阴脾经的重要穴位，是足三阴经（肝、脾、肾）的交会穴。脾为人体的后天之本，气血生化之源，脾经的气血运行正常与否，直接影响人体营养物质的吸收。肝藏血，脾统血，肾藏精，精血互生，互为所用，所以有"精血同源""肝肾同源"之说。肾为先天之本，脾为后天之本，先天赖后天的滋养、后天赖先天的促动。所以经常拔罐三阴交穴，可调补肝、脾、肾经的气血，三经气血调和，则先天之精旺盛，后天气血充足，使得正气存内，邪不可干，从而达到健康长寿的目的。

涌泉

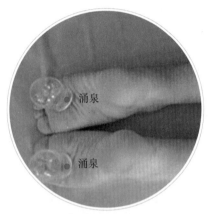

涌泉

涌泉

图 12-14　涌泉

涌泉（图 12-14）：在足底部，位于足前部凹陷处第 2、3 趾趾缝纹头端与足跟连线的前 1/3 与后 2/3 交界处。即卷足时，足前 1/3 最凹陷处。

操作

先将涌泉穴进行常规消毒，用三棱针点刺之，然后选择最小号的负压罐吸拔于穴位，留罐 3~5 分钟，拔出少量血液，起罐后擦净皮肤上的血迹。每月保健 1 次。

说明

涌泉穴是足少阴肾经第一个穴位，体内湿毒之邪容易蕴集于此，不易排出，日积月累，阻塞经气，或随经气传至体内其他部位，引发许多疾病。涌泉穴拔罐可以排出体内的湿毒浊气，疏通足少阴肾经之经气。肾气旺盛，人体精力充沛，则齿固发黑，耳聪目明，延缓衰老。

家庭拔罐疗法及其注意事项

由于医务人员和环境的限制，许多家庭在进行拔罐治疗的过程中，常不能按照中医理论去辨证，也难做到理、法、方、罐紧密结合，那拔罐疗法是不是就不适用于家庭呢？当然不是。拔罐疗法的操作特点决定其为一种简单易学的方法，对于它的适应症，只要有合适的罐具，掌握一定的技巧，并严格按照拔罐的要求，进行准确规范的操作，就会获得满意的疗效。但是需要注意的是：在家庭进行拔罐之前，应先到医院查明病因，如果没弄清病因，就擅自在家里拔罐，不仅容易贻误病情，很可能还会带来意外伤害。这就要求我们在家庭进行拔罐治疗的过程中，要有警醒的意识，一旦身体和精神上出现不适，应立即停止治疗，到医院咨询。

1. 严格掌握拔罐的禁忌证，必要时去医院诊治

拔罐疗法虽然简单易行，在家庭就可以进行操作，但其也有严格的禁忌证，在实施拔罐治疗的过程中尤其应该注意：不是所有的病症都适合拔罐治疗，在必要的时候，还应立即到医院就诊。

其禁忌证如下：中度或重度心脏病、全身性水肿、全身剧烈抽搐或痉挛、高度神经质、高热、咯血、活动性肺结核、妇女月经期、血友病、白血病、极度衰弱、醉酒、过度疲劳、过饥、过饱、过渴、紫癜、皮肤失去弹性、部分皮肤病、全身性皮肤病，或吸拔部位有癌、皮肤破损，或有外伤骨折，或孕妇腰骶部和腹部等均禁用或慎用拔罐疗法。

2. 了解适宜与不宜进行拔罐操作的部位

由于罐具的吸附特点，其对拔罐部位具有一定的要求。

适宜拔罐的部位：肌肉丰满，皮下脂肪组织丰富及毛发较少部位，一般以四肢和背部常用。

不宜拔罐部位：血管浅显处、心搏处、皮肤细嫩处、瘢痕处和眼、鼻、口唇、乳头、骨突出处，以及皮肤松弛处等。

前一次拔罐部位的罐斑未消退之前，不宜在罐斑部位再次进行拔罐治疗。

3. 采取有效的方法可避免火罐的烫伤

有人说"经常拔罐，难免烫伤"，这种说法是不正确的，在家庭拔罐中，采取适当的方法可以避免火罐烫伤。造成火罐烫伤的主要原因是操作的不规范，严格按照操作规范进行，可以减少火罐的烫伤。

在拔火罐时最好采用95%的酒精，将棉球点燃之前应检查酒精棉球的干湿度，太干火力不足，太湿则酒精容易下滴，酒精下滴到皮肤，点火时就容易引着，造成皮肤的烫伤。因此我们可将湿酒精棉球挤一挤，不要让燃着的棉球下滴酒精，以免烫伤到皮肤。

还可采取以下两种措施避免烫伤：①涂水：在即将进行拔罐治疗部位，涂些温水，涂水可以使局部降温，保护皮肤，不致烫伤。②火焰朝罐底：酒精棉球火焰，朝向罐底方向，罐口也不要沾上酒精。如果火焰在罐口周围或者罐口沾上酒精，容易烧着罐口，在火罐下扣时，会造成皮肤烫伤。

总之，操作时一定要集中注意力，按规范操作，切不能三心二意，马马虎虎。

4. 保持环境的温暖，选取适当的吸附力

拔罐时，由于身体肌肤有暴露，所以应注意保持一个温暖的环境，避开风口，防止受凉。尤其是在进行火罐操作的过程中，保持环境的温暖，有促进火罐的温通作用。

拔罐的基本要求是稳、准、巧、快，吸拔力的大小往往与扣罐的时机与速度、罐具的大小和深度、罐内温度等因素密切相关。在火力旺时扣罐、扣罐快、罐具深而大、罐内温度高，则吸拔力大；反之则小。可根据需要灵活掌握，吸拔力不足或过大都可重新进行吸拔，吸拔力过大也可将罐口皮肤稍微下按，放进一些空气，减轻吸附。

5. 罐子的清洁

提倡一人专用一套罐具，每次操作完毕后都应用肥皂清洗罐具，使用5~7次后应用消毒粉或消毒液进行一次消毒浸泡。刺血拔罐后的罐具每次都要采取消毒清理。

6. 对拔罐后水泡进行合理处理

某些时候，在拔罐后起水疱是一种正常的现象，有的因拔罐时间过长、吸力过大而出现；有的与病情有关，例如过敏性哮喘病人拔肺俞穴时间过长可能会起水疱；有的患者因酒后困乏，即使拔罐时间不长，也会起水疱。

若在起罐后不慎起水疱，不要惊慌，数量少的小水泡，一般直径在 1cm 内散发的，每个罐内少于 3 个，不需要处理，几天内机体会自行吸收。若局部出现较大的水疱，直径超过 1cm，每个罐内多于 3 个或伴有糖尿病及机体免疫功能低下者，应及时到医院进行处理。以无菌注射针头刺破水疱下缘，抽出渗出液，涂以碘酒等消毒剂。必要时覆盖无菌纱布，防止感染。